A MENTIRA
DA
RACIONALIDADE

Desmitificando nosso modo de pensar
e por que agimos como agimos

CARO(A) LEITOR(A),

Queremos saber sua opinião sobre nossos livros.

Após a leitura, curta-nos no **facebook.com/editoragentebr**,

siga-nos no Twitter **@EditoraGente** e

no Instagram **@editoragente**

e visite-nos no site **www.editoragente.com.br**.

Cadastre-se e contribua com sugestões, críticas ou elogios.

A MENTIRA
DA
RACIONALIDADE

Desmitificando nosso modo de pensar
e por que agimos como agimos

Tradução de Laura Folgueira

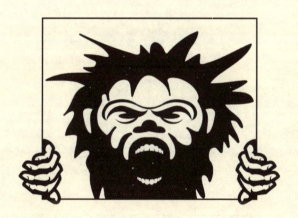

TIM ASH

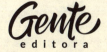

Diretora
Rosely Boschini

Gerente Editorial Pleno
Franciane Batagin Ribeiro

Assistente Editorial
Bernardo Machado

Produção Gráfica
Fábio Esteves

Preparação
Amanda Oliveira

Adaptação de Capa
Renata Zucchini

Adaptação de Projeto Gráfico e Diagramação
Gisele Baptista de Oliveira

Revisão
Wélida Muniz

Impressão
Loyola

Copyright © 2022 by Tim Ash
Título original: *Unleash Your Primal Brain*
Todos os direitos desta edição
são reservados à Editora Gente.
Rua Natingui, 379 – Vila Madalena
São Paulo, SP – CEP 05443-000
Telefone: (11) 3670-2500
Site: www.editoragente.com.br
E-mail: gente@editoragente.com.br
Site do livro: PrimalBrain.com
E-mail do autor: Tim@TimAsh.com

Dados Internacionais de Catalogação na Publicação (CIP)
Angélica Ilacqua CRB-8/7057

Ash, Tim

A mentira da racionalidade / Tim Ash ; tradução de Laura Folgueira. - São Paulo : Editora Gente, 2022.
288 p.

ISBN 978-65-5544-233-5

1. Cérebro – Obras populares 2. Cérebro – Obras populares
3. Neurofisiologia – Obras populares I.
Título II. Folgueira, Laura

21-3149 CDD 612.82

Índice para catálogo sistemático:
1. Cérebro – Obras populares

NOTA DA PUBLISHER

Desde jovem, sempre fui fascinada pela História. Saber a ordem dos acontecimentos, conhecer o porquê dos fatos, assimilar a nossa evolução como seres humanos e, mais recentemente, buscar entender, por um viés histórico, o funcionamento e avanço de nossas mentes. Me deparei, então, com a pergunta: será que há material por aí que aborde como se deu essa evolução?

A resposta, caro leitor, eu encontrei em *A mentira da racionalidade*. A obra de Tim Ash examina todo o processo evolutivo para explicar, justamente, como o nosso cérebro funciona e o porquê de agirmos como agimos. Aqui, o autor nos faz entender o que nos torna humanos, por meio de muita ciência, insights valiosos e um olhar apurado e impressionante da mente e comportamento humanos. Ao tocar em pontos como a psicologia, tomadas de decisões e as semelhanças que eu, você e todos os 8 bilhões de habitantes do planeta Terra temos em comum, Tim nos leva por uma viagem, como ele mesmo diz, alucinante.

Especialista renomado, palestrante internacional, consultor de marketing super-requisitado e autoridade na área da psicologia evolucionista e do marketing digital, Tim Ash é o autor best-seller mais gabaritado para guiar você na grande jornada que é a evolução da nossa espécie. É uma honra tê-lo em nosso *casting* e ser a casa, no Brasil, de uma obra tão importante e atual.

Boa viagem e boa leitura!

ROSELY BOSCHINI
CEO e Publisher da Editora Gente

Aos meus pais, Tanya e Alexander,
que se sacrificaram muito para criar
uma vida maravilhosa e inesperada para mim.

Ao meu irmão Artem,
que vive de peito aberto e com sabedoria.

A minha esposa Britt,
sem seu amor e apoio eu não poderia
continuar o trabalho sagrado da família.

Aos meus filhos Alexander e Anya,
que me ensinam a ser melhor a cada dia e
para quem eu me esforço para construir um mundo melhor.

Eu amo todos vocês!

AGRADECIMENTOS

Este é meu terceiro livro, e cheguei à conclusão de que escrever uma obra não é um processo discreto. Ela não começa com as primeiras palavras em um caderno nem termina em uma página impressa. As ideias têm circulado dentro de mim e sido compartilhadas e refinadas com outras pessoas por muitos anos. Os ecos do livro publicado continuarão a se entrelaçar com minha vida no futuro.

Amor infinito e gratidão à minha esposa, Britt, e aos meus filhos, Alex e Anya. As incontáveis horas que passei escrevendo este livro foram horas que não pude passar com vocês. Essa é a minha grande perda.

Muito amor e respeito a Marty Greif, Robyn Benensohn, Dale Shimato, Erik Itzkowitz, Snejana Norris, Alexander Svensson e ao restante da equipe SiteTuners – vocês ajudaram a validar e aplicar muitos dos poderosos princípios de neuromarketing de que falo neste livro a fim de criar um valor enorme para nossos clientes de marketing digital.

Quero agradecer a Mark Levy, do Levyinnovation.com, por suas brilhantes e poderosas conversas para definir, afiar e posicionar este livro. Sou grato aos muitos amigos e colegas da indústria de marketing digital por seu feedback, carinho e apoio ao longo dos anos: Ada Pally, Adam Kahn, Alan

10 | A MENTIRA DA RACIONALIDADE

K'Necht, Allan Dick, Alex Langshur, Alexandra Watkins, Alice Kuepper, Alison Harris, Allison Hatrsoe, Alyse Speyer, Amy Landino, AmyK Hutchens, Andrew Beckman, Andrew Goodman, Andy Crestodina, Ann Handley, Anne F. Kennedy, Arnie Kuenn, Barbara Koll, Bart Schutz, Bill Hunt, Bill Leake, BJ Fogg, Bjorn Espenes, Brad Geddes, Brant Cooper, Brian Halligan, Brian Massey, Brian Schulman, Bryan Kramer, Bryan Eisenberg, Byron White, Charlie Cole, Charlotte Del Signore, Chuck Mullins, Corey Koberg, Dan Holsenback, Dan Mcgaw, Dana Todd, David Rodnitzky, David Szetela, Dharmesh Shaw, Don Norman, Eileen Hahn, Elizabeth Hannan, Elyse Kaye, Eric Enge, Eric Qualman, Geno Prussakov, Gianpaolo Lorusso, Glenn Mersereau, Glenn Millar, Greg White, Hansen Hunt, Hedda Martina Šola, Hunter Boyle, Jamie Smith, Jacco vanderKooij, Janet Driscoll-Miller, Jay Baer, Jeffrey Eisenbers, Jenny Evans, Jessica Ann, Jim Kukral, Jim Banks, Jim Sterne, Jodi Gaines, Joe Besdin, Joe Pulizzi, Joe Megibow, Joel Comm, Joel Harvey, John Hossack, John Marshal, John Whalen, Justin Rondeau, Kate O'Neill, Katrin Queck, Kelly Peters, Kevin Lee, Khalid Saleh, Krista Neher, Lance Loveday, Larry Kim, Larry Marine, Lars Helgeson, Leanne Webb, Lee Mills, Lee Odden, Lena Fussan, Loretta Breuning, Lou Weiss, Marc Poirer, Mark Jackson, Mark Knowles, Mark Plutowski, Marty Weintraub, Maryna Hradovich, Matt Bailey, Matt McGowan, Matthew Finlay, Maura Ginty, Melanie Mitchell, Michael Bonfils, Michael Stebbins, Michele Baker, Mike Roberts, Mitch Joel, Mo Gawdat, Mona Patel, Nancy Harhut, Natalie Henley, Nir Eyal, Patrick Bultema, Peep Laja, Peter Leifer II, Phil Barden, Phil Leahy, Rich Page, Rick Perreault, Rob Snell, Robert Rose, Robert Cialdini, Roger Dooley, Roland Frasier, Ruth Carter, Sandra Finlay, Sandra Niehaus, Scott Brinker, Sean Ellis, Seth Godin, Shawn Elledge, Shirley Tan, Stas Gromin, Stephan Bajajo, Steve Biafore, Steve Krug, Stewart Quealy, Sujan Patel, Susan Weinschenk, Ted Roxbury, Thad Kahlow, Tobias Queck, Todd Crawford, Ton Wesseling, Tony Nash, Warren Jolly, Will Leach, Willem Knibbe, Valentin Radu e Vasil Azarov.

Se sem querer esqueci alguém, por favor, perdoem-me e culpem o prazo para publicação.

SUMÁRIO

Apresentação: Por que você deve ler este livro		19
Introdução		27
Parte I – Fundações		**31**
Capítulo 1	A mentira da racionalidade	33
	A grande mentira	*34*
	Emoções e decisões	*34*
	Somos produto da evolução	*37*
	Acaso e circunstância	*37*
Capítulo 2	O panorama geral da evolução do cérebro	39
	A vida sem cérebro	*40*
	Por que precisamos de um cérebro?	*40*
	Seguindo a receita	*42*
	Sistemas-chave do cérebro	*43*
	Simplificando para ser prático	*45*
Capítulo 3	O básico do cérebro	47
	Anatomia rudimentar	*48*
	A experiência conecta o cérebro	*50*
	Usar ou largar	*52*

Capítulo 4	Como aprendemos e lembramos	55
	O propósito da memória	*56*
	Estágios da memória	*57*
	Codificação	*57*
	Armazenamento	*59*
	Recuperação	*60*
	Esquecimento e distorção	*61*
	Não há registro detalhado da vida	*63*
Capítulo 5	Seu cérebro com as drogas é assim	65
	Emoções são sinais de alerta de sobrevivência	*66*
	Repetição e emoção: as duas principais maneiras de aprender	*66*
	A esteira da infelicidade	*68*
	Estados alterados	*70*
	A evolução do vício	*71*
	Alimentação e equilíbrio energético	*74*
	Comida e emoções	*76*
Capítulo 6	A química da felicidade	79
	Substâncias químicas antigas e novas no cérebro	*80*
	Dopamina – motivação e controle de energia	*80*
	Atualizando nosso modelo mental	*82*
	O circuito do prazer em mais detalhes	*84*
	Endorfinas – supressão emergencial de dor	*86*
	Oxitocina – apego e grupos	*87*
	Serotonina – dominância social e hierarquia	*90*
	Quando a felicidade dá errado	*91*

Parte II: Répteis e musaranhos   **97**

Capítulo 7	O piloto automático e o poder da dor	99
	O cérebro reptiliano – evitando danos e ignorando	
	a maior parte dos acontecimentos	*101*
	Medo e infelicidade	*103*
	Maus perdedores	*104*

SUMÁRIO | 15

Capítulo 8	Desmistificando o risco	107
	Relatividade e pontos de referência	*108*
	Aversão a perdas	*110*
	Coisas garantidas e surpresas	*112*
Capítulo 9	A vida emocional	115
	Emoções incorporadas	*116*
	Experiências de vida de cada um	*117*
	Sobreposições culturais e interpretação	*118*
Capítulo 10	Mais seguro em bando	121
	Vantagens e desvantagens dos bandos	*122*
	Isolamento é igual a morte	*123*
	Apego e afeto	*124*
	Evitação e aproximação	*125*
	Status e dominância	*127*
Capítulo 11	Boa noite, bons sonhos	131
	A necessidade universal de dormir	*132*
	O sono humano	*134*
	Os efeitos de não dormir	*135*
	Sono REM	*138*
	Sonhos como ensaio para eventos perigosos	*141*
	Lembrar, aprender e ser criativo	*143*
Capítulo 12	Macaco vê, macaco faz	145
	Neurônios espelho	*146*
	Imitação	*147*
	Entrando na mente alheia	*148*
	Empatia e simpatia	*150*
Parte III: Cabeçudos desastrados		**155**
Capítulo 13	Início humilde	157
	Não somos incríveis?!	*158*
	Outros seres humanos arcaicos	*159*
	Dreno cerebral	*160*

Capítulo 14	Bebezões	165
	Morte por bala de canhão	*166*
	Aberrações neonatais	*167*
	Aprendizes impotentes	*168*
Capítulo 15	Macacos sexy	171
	Somos promíscuos?	*172*
	Caçando, coletando e transando	*176*
	Sexo de alto risco	*178*
	Assimetria sexual	*179*
	Sinalização dos homens	*180*
	Sinalização das mulheres	*182*
	A biologia do amor	*184*
Capítulo 16	Vou lhe contar uma história	187
	As funções da linguagem	*188*
	Contação de histórias e leitura de mentes	*189*
	Ordem fora do caos	*191*
	Simulando experiências sociais	*192*
	Fofocas, tribos e civilizações	*194*
Capítulo 17	A dança entre seus cérebros	199
	Características do cérebro primitivo	*202*
	Características do cérebro consciente	*203*

Parte IV: Hipersocial   **209**

Capítulo 18	Como evoluímos para sermos criaturas culturais	211
	A narrativa comum do domínio humano	*212*
	A verdadeira história – coevolução cultural e genética	*214*
	Grandes cérebros evoluíram para aprendizagem cooperativa	*217*
	Como a cultura e os genes pegaram fogo	*222*
Capítulo 19	Os blocos de construção da cultura	225
	Com quem aprender	*226*
	Ensinar	*228*
	Fé cega	*230*
	Seguidores de regras sociais	*231*

SUMÁRIO | 17

Capítulo 20	A rede social	237
	Pensamento social	*238*
	Ninguém é uma ilha	*240*
	A necessidade de pertencimento e validação	*243*
	Pressão social e conformidade	*244*
	Grupos internos e grupos externos	*246*
Capítulo 21	Propriedade, justiça e favores	249
	Propriedade e posse	*250*
	Justiça ou revolta	*252*
	Esferas sociais e transacionais	*254*
	Reciprocidade e obrigação	*255*
Capítulo 22	Conformidade e integridade	259
	A vida interior dos outros	*260*
	Poder de grupo	*261*
	Integridade e consistência	*262*
	As sementes da ação voluntária	*264*
	Assumindo uma posição pública	*265*
	Autossacrifício	*265*

Parte V: E agora? **269**

Capítulo 23	Como ser mais primitivo	271
	Durma direito	*272*
	Esteja em seu corpo	*273*
	Acesse regularmente sua intuição e emoções	*274*
	Evite vícios artificiais	*275*
	Não seja solitário	*276*
	Aprenda com os outros e ensine algo	*277*
Capítulo 24	Um desafio pessoal	279

Sobre o autor	285
Mais coisas boas	287

APRESENTAÇÃO: POR QUE VOCÊ DEVE LER ESTE LIVRO

Esta é a história do que nos torna humanos.

Nossa antiga e mais recente evolução criou nossa psicologia. Não somos robôs racionais e lógicos. Tampouco somos simplesmente animais selvagens. Ao contrário, somos uma poderosa mistura dos dois. Quero pintar um quadro vívido de como nos tornamos uma espécie tão estranha.

No entanto, não há maneira de capturar isso por completo. Sou o primeiro a admitir que a perspectiva evolucionária é apenas uma entre muitas. Uma bela alquimia que nos torna únicos. Não podemos reduzir o fenômeno simplesmente ao nosso ser físico.

Ainda que este livro seja sobre o cérebro, espero que você traga seu coração para ele.

Só o coração enxerga de verdade – para dentro, nossas necessidades mais profundas, e para fora em direção à conexão e unidade com o universo maior. Eu o convido a abrir todo o seu ser e a experimentar a humanidade através dos olhos da sabedoria.

Para mim, há apenas as viagens em caminhos que têm coração, qualquer caminho que possa ter coração, e o único desafio que vale a pena é atravessar toda a sua extensão – e para lá eu viajo procurando, procurando sem fôlego.

– Carlos Castaneda, Os ensinamentos de Don Juan: o caminho
para os conhecimentos dos antigos xamãs yaqui

Bem-vindo à raça humana

Meu objetivo é ambicioso – explicar o que nos torna humanos a partir da perspectiva evolucionista.

Compartilhamos as raízes de nosso cérebro e comportamentos com nossos primos antigos, mas nossa evolução muito recente nos levou por um caminho distinto do de nossos parentes macacos. Nossas novas habilidades são impressionantes, mas ainda se sustentam sobre as bases da maquinaria evolucionária anterior.

Aprenda a abraçar a realidade desordenada de seu incrível cérebro. Pense neste livro como um curso intensivo: Ser humano para iniciantes. O escopo é enorme, mas tornei o livro legível e acessível a um público diverso.

O livro que eu queria não existia

Eu leio muitos livros – dezenas por ano.

Os livros fornecem janelas para a mente e para as ideias alheias. São como espadas afiadas, cortam a ignorância, abrem novos horizontes e caminhos, e acendem minhas paixões e imaginação.

As pessoas exploraram as profundezas do oceano e a vasta extensão do cosmos. Acredito que o cérebro seja a última fronteira inexplorada. O próprio fato de podermos usar o nosso cérebro para estudar o nosso cérebro é uma façanha de magia autorreferencial impressionante!

Pesquisei centenas de livros, reportagens, artigos científicos e vídeos. No entanto, nada pintava o quadro que estava nascendo em minha mente.

Os especialistas ficavam dentro de seus silos isolados e não colaboravam para se conectar a um quadro maior. Os editores resumiam os principais

APRESENTAÇÃO: POR QUE VOCÊ DEVE LER ESTE LIVRO | 21

resultados, mas, em suas descrições do "o quê" e do "como", muitas vezes negligenciavam o "porquê", que ficava nas entrelinhas.

Como a história da *Cachinhos Dourados e os três ursos*, nada parecia "perfeito" para mim. Ou era muito detalhado, muito amplo, muito desconectado ou apenas aplicável a grupos específicos, e não a toda a humanidade.

Então, decidi escrever meu próprio livro

Mas eu não estava começando do zero.

Minha graduação e doutorado foram nas áreas de engenharia da computação, ciência cognitiva e redes neurais. Estudei sistemas computacionais auto-organizados que aprendem com exemplos repetidos, campo que hoje é chamado Inteligência Artificial. Tive a sorte de estudar na Universidade da Califórnia, em San Diego. A UCSD é uma instituição de primeira linha cuja reputação continua a subir como um foguete, mesmo com apenas meio século de fundação. Lá, tive o privilégio de estudar em um ambiente intelectual interdisciplinar. Neurocientistas, economistas, pioneiros em experiência do usuário, psicólogos, cientistas da computação e linguistas, todos colaboraram. Essa experiência me ensinou a atravessar fronteiras e sintetizar as mais diversas informações.

Mas devo confessar: eu sou um desistente.

Nunca terminei meu PhD. Mesmo após sete anos de pós-graduação, em vez de me formar, abri meu primeiro negócio. Foi no início da era da internet, e eu estava à frente uma agência digital que ajudava no lançamento de novas empresas. Meu foco mudou: queria tornar os sites mais eficazes. Esse campo é conhecido pelo rótulo de Otimização da Taxa de Conversão (Conversion Rate Optimization ou CRO, em inglês). O CRO é interdisciplinar e abrangente, envolve psicologia, experiência do usuário, *copywriting*, web design e testes A/B. Durante vinte anos, nossa equipe de craques no SiteTuners trabalhou com as principais empresas e startups ágeis de todo o mundo. Geramos mais de 1.200.000.000 dólares em receita para clientes, que incluem Google, Cisco, Expedia, Nespresso, Siemens, Thomson Reuters e Intuit.

Ao longo do caminho, escrevi dois livros best-sellers sobre otimização de *landing page*. O segundo, muito melhor, resultou da ajuda maciça de meus colegas ultrainteligentes Maura Ginty e Rich Page. Também fundei, e por dez anos presidi, os eventos internacionais da Conversion Conference com eventos nos Estados Unidos, Reino Unido, Alemanha e França. Foi emocionante ajudar a desenvolver uma nova disciplina de marketing digital!

Sobre meu processo de escrita

Quando me sentei para escrever, primeiro tive que começar a ler.

Reli mais de trinta livros, assim como inúmeras reportagens, posts em blogs e artigos científicos. A partir deles, formei minha visão da evolução e da psicologia. Muitos dos livros descreviam as mesmas observações a partir de perspectivas diferentes. Eu removi redundâncias, refleti profundamente sobre as principais implicações evolutivas e joguei fora detalhes interessantes, mas alheios, que não apoiavam a narrativa principal da minha história.

Aí, o verdadeiro trabalho começou.

Criei e massageei o esboço do livro e os títulos dos capítulos. Depois peguei todo o material e o reordenei em meu arco de história único. Acrescentei minhas ideias, estruturas e experiências de pensamento nessa etapa. Em seguida, escrevi e considerei cada palavra. Espero que você ouça minha voz viva e dinâmica ao longo de todo o livro.

Este livro não é para você se...

Um livro não é feito para todos os leitores possíveis. Este não é uma exceção.

Deixe-me poupar algum tempo com uma rápida lista de quem NÃO deve ler este livro:

- **Quer anotações e notas de rodapé que interrompam a leitura:** não quero interromper o fluxo nem a legibilidade deste livro, e quero que você se concentre nos conceitos em si. Você tem uma vida ocupada, e estou tentando lhe apresentar as coisas importantes em uma leitura direta. O objetivo não é transformar isto em um projeto de pesquisa ou, pior ainda, em um livro que você abandonará. Sinta-se à vontade para ler os livros-fonte no apêndice se quiser mais detalhes.

- **Quer que estudos científicos específicos apoiem o que está sendo dito:** qualquer estudo que eu citar será aplicado apenas de forma restrita a suas circunstâncias particulares e poderá em breve ser substituído por novas descobertas. Em todo caso, se você o aplicasse à sua situação específica, seus resultados já teriam cariações. Quero que você compreenda os vieses, atalhos e tendências que todos nós compartilhamos, e aceitem o fato de que eles existem.
- **Quer conceitos superficiais simples e linguagem emburrecida:** este livro é para quem quer ir além, aprender e crescer. Forneço o máximo possível de detalhes e nuances, fiz o melhor para tornar a linguagem viva e explicar os conceitos com clareza. Os leitores deste livro são inteligentes, e me recuso a ceder ao menor denominador comum na esperança de aumentar a audiência.
- **Quer que este livro se aplique a qualquer campo profissional:** este livro já está recheado de coisas que explicam *por que* nosso cérebro veio a ser como é. Sua aplicação a determinado campo exigiria um livro para cada assunto. Mas fique atento ao futuro, talvez você poderá conseguir o que deseja...

Este livro é para você!

Este livro foi concebido para ser uma leitura divertida. Espero ser seu guia por este fascinante terreno, e sei que você está pronto para essa exploração!

Meu propósito é fornecer o "porquê" unificado e coeso por trás de nosso comportamento – conectar os pontos entre perspectivas aparentemente díspares sobre o funcionamento do cérebro.

Muito do que você aprenderá pode se aplicar a uma variedade de atividades, e se eu tentasse cobrir possíveis aplicações neste livro, ele se tornaria uma confusão. No entanto, você pode minerá-lo repetidamente para obter insights sobre sua vida pessoal e profissional. Releia com novos olhos para encontrar vínculos com desenvolvimento pessoal, marketing, vendas, liderança, construção de comunidades, política, administração, vícios, relacionamentos íntimos e muitas outras áreas.

Se você chegou até aqui, este livro é para você. Vamos libertar seu cérebro primitivo!

INTRODUÇÃO

É hora da sobremesa!

    À sua frente, há uma maçã suculenta e um pedaço de bolo de chocolate.

    Você tem liberdade de escolher.

    Ou será que tem?

    A escolha foi feita para você – centenas de milhões de anos atrás!

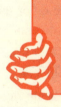
Este livro fala das semelhanças compartilhadas por todas as 8.000.000.000 de pessoas da Terra.
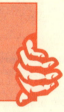

Nossos ancestrais foram moldados por implacáveis pressões de sobrevivência desde seus primeiros dias de vida no planeta. Processos evolutivos – também compartilhados com insetos e répteis – que ocorreram há muito tempo ainda estão dentro de nós. Adições posteriores são comuns a todos os mamíferos, desde os pequenos musaranhos até as baleias mais gigantescas. Algumas capacidades foram incorporadas há relativamente pouco tempo e só são compartilhadas com nossos primos primatas. E a explosão descontrolada de seres humanos no planeta só pode ser explicada pela evolução bizarra de nossa espécie.

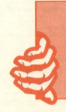
> A única forma de entender como nosso cérebro funciona é examinar todo o processo evolutivo.
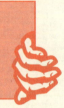

Não me importa se você é jovem ou velho, rico ou pobre, introvertido ou extrovertido. Não se trata de nossas diferenças individuais. Este livro descreve o sistema operacional básico de como todos nós lidamos com a vida.

Solte uma pedra. Ela cai e bate no chão.

Uma vez que entendamos a evolução do cérebro, muitos de nossos comportamentos se tornarão mais previsíveis. Em um nível assustador, somos animais reativos governados por paixões, e não os gênios racionais com livre-arbítrio que gostamos de imaginar.

Primeiro a má notícia: a noção de que as pessoas tomam decisões e fazem escolhas objetivas para maximizar o interesse próprio caiu por terra. As pessoas não são racionais, longe disso.

Agora a boa notícia: estamos descobrindo exatamente como e por que agimos dessa forma aparentemente irracional. Em outras palavras, existe um método para a nossa aparente loucura.

Minha análise do cérebro é fortemente influenciada pela biologia e pela psicologia evolucionárias. Não acredito que tenhamos chegado a um desenho cerebral perfeito nem que a humanidade mereça um lugar exaltado e especial no universo. Ao contrário, somos um bando de macacos supercooperativos que vieram para dominar o planeta. No processo, dizimamos ecossistemas inteiros em nossa voraz destrutividade. Neste momento, somos de longe a força mais dominante que molda o próprio destino da vida na Terra.

Evoluímos em um ambiente singular, mas nossos rápidos avanços sociais e nossas populações crescentes criaram um mundo novo e desconcertante. Na escala de tempo dessa mudança vertiginosa, a evolução parou efetivamente, e devemos confiar no que nos trouxe até onde estamos. Refazendo o caminho que nossos ancestrais distantes tomaram para chegar até aqui, podemos compreender as habilidades deslumbrantes e as fraquezas gritantes que herdamos.

Às vezes, nossas reações e respostas são apropriadas e incrivelmente úteis. Num piscar de olhos, podemos avaliar situações complexas e chegar a decisões críticas de vida ou de morte. Outras vezes, somos aparentemente nossos piores inimigos ao cometer os mesmos erros, até quando sabemos que os resultados serão contraproducentes, ou mesmo fatais.

Desbloquear a verdadeira natureza do cérebro humano é a última fronteira. Trabalhos recentes em campos como biologia, neurociência, psicologia evolutiva, imagens médicas, ciências sociais e economia comportamental estão se combinando para nos mostrar o funcionamento interno dessa maravilha evolutiva.

Este livro foi concebido para você, um pesquisador curioso e inteligente da verdade.

Quero apresentar o essencial e desenhar um mapa do terreno maravilhoso que há dentro da mente humana.

A jornada que estamos prestes a empreender juntos o alterará para sempre. Pode parecer, a princípio, uma paisagem alienígena, mas você ganhará perspectivas valiosas que lhe permitirão viver com um novo apreço do que nos faz vibrar.

Esqueça a tecnologia avançada ao seu redor – vamos explorar o interior do crânio ósseo que guarda tesouros...

Prepare-se, vai ser uma viagem alucinante!

PARTE I
FUNDAÇÕES

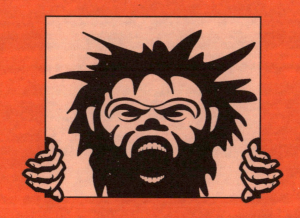

Capítulo 1
A MENTIRA DA RACIONALIDADE

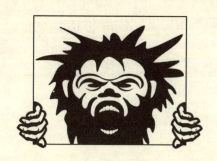

A grande mentira

Venderam-nos uma mentira. E é uma das grandes.

Ela tem circulado de várias formas por milhares de anos. Distorce nossa visão de nós mesmos, de outras pessoas e de nosso relacionamento com o mundo ao redor. A mentira tem implicações de longo alcance, e é insidiosa porque queremos desesperadamente acreditar nela.

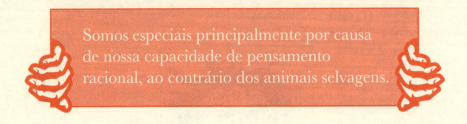

Somos especiais principalmente por causa de nossa capacidade de pensamento racional, ao contrário dos animais selvagens.

Raciocínio, discurso, objetividade, verdade, racionalidade, recompensa diferida e planejamento – tudo isso está ligado a uma gigantesca crença sobre nossa natureza básica. "Penso, logo existo", declarou Descartes há três séculos e meio. Todos nós somos seus netos filosóficos.

Considere a alternativa: ninguém quer ser irracional, cabeça quente, aleatório nem imprevisível. Uma sociedade baseada em gente assim não poderia funcionar, e a civilização se transformaria em caos e violência.

Pior ainda, certamente não somos bestas claudicantes revoltando-se por reflexo ou regidas por fortes emoções e paixões. Nenhum de nós quer acreditar que é inconstante, fraco ou fácil de manipular.

Mesmo que nossas emoções às vezes nos dominem, acreditamos que a parte racional de nosso cérebro está no controle pelo menos na maior parte do tempo, é o senhor e o mestre benevolente e calmo.

A grande mentira é muito lisonjeira e soa bem – somos diferentes não em grau, mas sim em *espécie* dos outros animais. Nós somos especiais!

Emoções e decisões

As emoções são consideradas um artefato irritante de nosso eu primitivo. Sentimos que faríamos escolhas muito melhores se não fosse pelas distorções criadas por fortes paixões. Na verdade, entendemos tudo ao contrário.

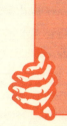 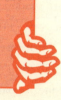

> Sem emoções, ficamos paralisados. Nosso cérebro consciente consegue analisar informações e nos apresentar opções, mas não tem o poder de decidir.

As emoções são os pontos de referência para a sobrevivência. Quanto mais forte a sensação, mais imediata é a reação a ela. Vamos na direção da experiência de emoções positivas, esperando que algo de bom aconteça e afastamo-nos da experiência das emoções negativas, esperando evitar a dor.

Nossas emoções são um instantâneo de todas as informações disponíveis para o cérebro primitivo, e nosso "instinto" costuma ser confiável e nos ajuda a escolher entre as opções disponíveis. As emoções são baseadas em ajudantes químicos que evoluíram para lidar com desafios de sobrevivência em um passado distante e em uma grande variedade de espécies.

Mas as emoções não são infalíveis. Atalhos e instintos automáticos ajudaram nossos ancestrais a sobreviver, mas nosso passado distante é diferente do mundo "civilizado" em que nos encontramos. Muitas das respostas que trouxeram nossos antepassados até aqui costumam ser inadequadas e contraproducentes nas sociedades modernas. Infelizmente, não há muito que possamos fazer a respeito disso.

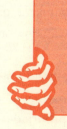 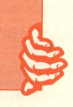

> A evolução efetivamente parou e não estamos mais no mundo natural. Mas ainda somos forçados a usar o cérebro que evoluiu para lidar com nosso mundo.

Por que lutamos tanto contra essa visão impulsionada por emoções de nosso cérebro?

Há outra parte incalculável da história: nossa mente consciente, que quer dar sentido ao mundo ao redor. Em um ambiente caótico, ela procura dicas e padrões para ajudá-la a prever o futuro. Contamos a nós mesmos histórias envolvendo causa e efeito, essas histórias nada mais são do que um álibi e um disfarce.

Com as modernas técnicas de neuroimagem, podemos ver as decisões sendo tomadas no cérebro primitivo. E somente após um atraso significativo é que as partes da mente consciente acordam para justificar ou descrever verbalmente essas decisões.

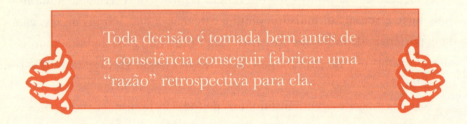

Toda decisão é tomada bem antes de a consciência conseguir fabricar uma "razão" retrospectiva para ela.

O grande escritor de ficção científica Robert Heinlein estava falando sobre toda a humanidade quando declarou: "O homem não é um animal racional, é um animal racionalizador".

Podemos tentar nos entender conscientemente através do diálogo, da terapia ou de práticas de atenção plena, mas nunca teremos acesso direto às partes mais antigas do cérebro. Através de competição brutal e pressões evolutivas, elas ajudaram nossos ancestrais a atravessar os primeiros bilhões de anos de vida neste planeta. Essas profundezas primordiais e tácitas são a origem da maioria de nossas ações e decisões.

Seria muito complicado e lento usarmos deliberadamente as partes modernas do cérebro para tudo. No mundo animal, existem os rápidos e os mortos, e tenha a certeza de que seus antepassados foram todos rápidos, ou você não estaria aqui.

As partes mais primitivas do cérebro ainda estão lá, trabalhando incansavelmente com enorme capacidade e à velocidade da luz. Elas são adequadas para tomar a maioria das decisões e iniciar ações apropriadas.

As partes modernas do cérebro, que consomem muita energia, são mantidas em grande parte desativadas, e só são despertadas quando suas habilidades especiais são complementares e úteis ao cérebro primitivo para a tarefa em questão.

Somos produto da evolução

A pretensa noção do lugar especial da humanidade no universo continua sendo empurrada para o canto pelos avanços da ciência.

Não vivemos mais sob a noção de que o universo inteiro gira em torno da Terra em uma dança celestial mecânica. Sabemos que estamos em um planeta que orbita uma estrela insignificante, a estrela está na borda externa de uma galáxia que não se destaca e que é uma entre pelo menos duzentos bilhões de outras. Nosso Sol tem 700.000.000.000.000.000.000.000.000.000. 000.000.000.000 (700 trilhões de septilhões) de irmãos. Planetas, incluindo os que podem sustentar a vida, orbitam muitos deles.

A evolução tem produzido inúmeras espécies ao longo de bilhões de anos na Terra. Pensar que pessoas estão de alguma forma separadas desse processo é o auge da arrogância ou da ignorância intencional. Estamos todos conectados ao primeiro vírus autorreplicável – a mãe de todos nós.

Acaso e circunstância

Somos sementes de dente-de-leão sendo sopradas ao vento.

Mesmo o mais sutil dos empurrões iniciais pode nos colocar em caminhos radicalmente divergentes e imprevisíveis. As informações sensoriais nos bombardeiam e passam completamente despercebidas, ao mesmo tempo que nos moldam profundamente.

Nosso estado atual – a soma total do que nos trouxe até este momento e as memórias codificadas nele – também nos influencia. Por exemplo, uma pessoa marcada pela guerra ou por traumas pessoais no início da vida tem as conexões cerebrais alteradas para todo o sempre. Mesmo forças sutis garantem que respondamos aos mesmos eventos de maneira diferente de

outras pessoas. Algumas dessas influências podem ser recentes – aconteci-
das apenas horas, minutos ou segundos antes. A maioria das pessoas con-
cordaria, por exemplo, que reage de modo mais impulsivo quando dorme
pouco ou quando está com fome.

A maquinaria de nosso cérebro primitivo automaticamente examina,
prioriza e ignora a grande maioria das informações que recebe. Se necessário, vez ou outra ela também age – aumentando nossas perspectivas de
sobrevivência de tempos em tempos.

Estamos à mercê de forças poderosas que não conseguimos compreender
nem mesmo ver. Tanto dentro quanto fora de nosso corpo, não estamos realmente no controle. A noção de que somos mestres de nosso destino ou "escolhe-
dores" ativos de nossas decisões nada mais é do que uma ilusão reconfortante.

Capítulo 2
O PANORAMA GERAL DA EVOLUÇÃO DO CÉREBRO

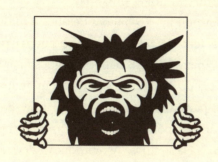

A vida sem cérebro

O Big Bang!

Há 13,8 bilhões de anos, nosso universo piscou para a existência e começou a voar sozinho. A matéria em algum momento começou a coalescer, formando estrelas. As fornalhas nucleares se acenderam, permitindo a fusão. Elementos mais leves transformaram-se dentro do coração das estrelas em elementos mais pesados. Nuvens de poeira compactaram-se sob sua atração gravitacional e formaram torrões sólidos ou esferas gasosas. E algumas foram capturadas pela atração de estrelas próximas.

Nossa Terra se formou há 4,6 bilhões de anos. Quase imediatamente, a vida se arraigou. Pode ter surgido sob oceanos líquidos e perto de respiradouros hidrotermais vulcânicos há 4,28 bilhões de anos, mas foi definitivamente estabelecida pela marca de 3,48 bilhões de anos em muitos outros lugares.

Os pré-requisitos para a vida são claros: ela deve ser capaz de se reproduzir e de se propagar. Isso pode acontecer através de cópia direta ou clonagem, ou de meios mais elaborados. A reprodução deve acontecer de forma consistente e precisa – com organismos viáveis e confiáveis. Essa *fidelidade à cópia* é importante. Caso contrário, a repetição de erros na cópia condenaria a sobrevivência através de muitas gerações. A vida também deve ser frutífera e reproduzir-se com frequência suficiente para garantir que a espécie não se extinga. O nível exato de fecundidade depende de quanto o ambiente é duro ou acolhedor. É um equilíbrio difícil. Durante tempos difíceis, ter alguns descendentes extras pode ser uma apólice de seguro, mas também pode ser um desperdício de energia que reduz suas chances de sobrevivência.

Note o que não está na lista de requisitos para a vida: um cérebro. Aliás, as primeiras formas de vida não tinham cérebro algum.

Por que precisamos de um cérebro?

A primeira evidência sólida que temos de um cérebro data de apenas 520 milhões de anos. Há uma lacuna bem longa entre a emergência da vida e a emergência de cérebros.

O PANORAMA GERAL DA EVOLUÇÃO DO CÉREBRO | 41

Então por que precisamos de um?

Há muitas formas de vida na Terra que funcionam sem cérebro, e elas estão indo muito bem. Olhe ao redor (com um microscópio) e observe fungos, micróbios, bactérias e vírus. Você está nadando em uma sopa invisível deles agora mesmo. Nenhum tem cérebro, mas todos são muito eficazes em estar vivos.

É claro, são criaturas relativamente simples, nem sequer são compostas de células. Uma célula é uma maravilha em miniatura. Ela contém uma usina elétrica, descarte de lixo, força de defesa contra invasões, fábricas e instalações de manutenção.

E se considerássemos a vida multicelular?

Vivemos em um planeta coberto por plantas multicelulares complexas de várias espécies. Plantas exibem muitos comportamentos adaptativos que podem parecer inteligentes. As flores só se abrem quando o sol sai. A seiva cicatriza e repara feridas. As árvores de eucalipto envenenam as concorrentes vizinhas, descamando cascas tóxicas. Certas sementes de pinheiro só germinam após o calor de um incêndio florestal – brotando quando há uma oportunidade de prosperar. Mas nada disso requer um cérebro.

E se olhássemos apenas para os animais?

Outro beco sem saída. Há subdivisões inteiras da vida animal que também funcionam muito bem sem um cérebro. Elas incluem ouriços, corais, medusas e estrelas-do-mar. Tais criaturas marinhas prosperaram bem antes de qualquer um de nossos antepassados se lançar em terra firme.

Há até mesmo evidências de que, no reino animal, o cérebro já existiu e depois foi eliminado. Certas esponjas são descendentes de criaturas que tinham cérebro. Mas o custo de manter esse órgão é alto. Assim, entre essas esponjas, o cérebro acabou sendo descartado na evolução.

A humilde ascídia nos dá uma pista-chave para a razão da existência do cérebro. Esse animal marinho nasce com um cérebro e a capacidade de nadar. Ele parte e encontra uma bela rocha onde se prender para o resto da vida. O que acontece a seguir é verdadeiramente bizarro: ele come seu próprio cérebro! Isso mesmo, ele usa a energia da dissolução do cérebro para construir um sistema digestivo. Uma vez preso ao seu lar permanente, obtém nutrientes dos alimentos que flutuam na proximidade. O cérebro não é mais necessário, e seu conteúdo energético é reciclado.

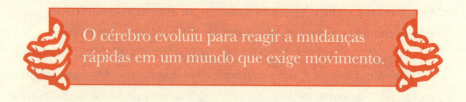

O cérebro evoluiu para reagir a mudanças rápidas em um mundo que exige movimento.

Seguindo a receita

"Ontogenia recapitula filogenia", uma frase complexa cheia de palavras de origem grega, mas com um conceito importante. Ontogenia é o desenvolvimento físico de um organismo. Filogenia significa que, para crescer, esse organismo passa por todas as formas intermediárias importantes de seus ancestrais ao longo da evolução.

Pense em toda a vida como uma receita genética básica. Você pode ajustá-la e fazer refinamentos ou mesmo acrescentar etapas, mas ainda deve seguir a ordem correta para construir. No útero, todos passamos pelas etapas de divisão e diferenciação celular. Depois, adicionamos um batimento cardíaco e um sistema cardiovascular, e cultivamos membros embrionários. Aí, construímos olhos e um cérebro, e suprimimos o crescimento da cauda no fim da coluna vertebral. Por fim, transformamos o corpo parecido com o de um porco em algo similar a um humano. Bilhões de anos de evolução se repetem em ritmo acelerado para nos criar!

Isso também acontece no desenvolvimento do cérebro. Os antigos tronco encefálico e córtex motor se desenvolvem primeiro. Os lobos frontais só ficam maduros no fim da juventude. O córtex pré-frontal é a última área a ser totalmente ligada nas pessoas – somente em meados dos 20 anos! É a parte que governa o planejamento, o autocontrole e a "função executiva".

Em humanos, o cérebro é especialmente flexível durante a juventude, quando dá grandes saltos em tamanho e capacidade, mas é capaz de adaptações contínuas também na vida posterior. O cérebro pode refazer magicamente

O PANORAMA GERAL DA EVOLUÇÃO DO CÉREBRO | 43

os sensores e o controle muscular após algumas lesões físicas graves, além de adaptar-se a sua nova realidade. Ele também se torna mais inteligente ao criar novas células cerebrais ao passar por jejum de curto prazo e fome, na tentativa de aumentar as chances de encontrar alimentos no futuro. No entanto, a ideia básica de seguir nossa receita genética para construção é fundamental.

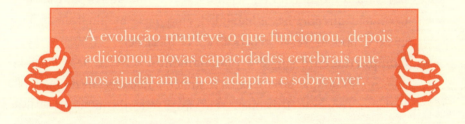

A evolução manteve o que funcionou, depois adicionou novas capacidades cerebrais que nos ajudaram a nos adaptar e sobreviver.

Sistemas-chave do cérebro

Antes que eu seja atacado por um bando de neurocientistas e paleontólogos furiosos, devo admitir que tudo isso está simplificado demais. O cérebro real é mais complicado. Mesmo assim, vou esboçar os contornos dele de forma simplificada.

Pense no cérebro humano como sendo organizado em quatro sistemas. Cada um deles tem subsistemas discretos. Muitos estão ricamente interligados e interagem passando informações uns aos outros. Às vezes, eles cooperam. Às vezes, competem entre si ou até mesmo se sobrepõem.

Mencionarei ocasionalmente, ao longo de todo o livro, áreas específicas do cérebro e substâncias químicas. Mas não é preciso memorizar nem dominar esses detalhes.

Os quatro sistemas principais do cérebro humano são:

- **Sobrevivência básica:** manter as luzes acesas é responsabilidade do *tronco cerebral* (ou encefálico) e do *hipotálamo*. É o que mantém seu coração batendo quando você está dormindo e garante que você continue respirando mesmo quando está inconsciente.
- **Respostas automáticas complexas:** o sistema límbico engloba *amígdala, hipocampo, giro do cíngulo, tálamo* e a *área septal*. Ele é

responsável pelas memórias, emoções e excitação. Todas essas áreas estão relacionadas porque as emoções fortes e a estimulação criam as memórias mais vívidas. As lembranças nos ajudam a sobreviver quando encontrarmos circunstâncias semelhantes no futuro.

- **Movimento e ações conscientes:** os *gânglios basais* são fundamentais para o movimento consciente e o controle do corpo. Eles nos permitem aprender novas habilidades motoras e as otimizam ao longo do tempo através da repetição e da experiência.
- **Comportamento social e planejamento:** o *córtex pré-frontal* lida com muito do que nos torna os mamíferos mais sociais do planeta. Podemos cooperar efetivamente em vastas redes de milhões de estranhos. Isso nos permite realizar planos incrivelmente complexos de duração espantosa. Também permite uma compreensão fluida do nosso lugar na tribo social. Podemos raciocinar sobre vários planos de ação, simulando-os e moldando-os internamente.

Seria errado chamar os sistemas descritos anteriormente de "camadas", uma vez que eles não operam separadamente. Há fortes conexões diretas entre eles. Por exemplo, o córtex orbitofrontal é a parte do cérebro que unifica fortes emoções. Podemos então incorporá-las em nosso processo consciente de tomada de decisões. Para conseguir isso, o córtex orbitofrontal se conecta diretamente ao tronco cerebral, bem como à amígdala. Ao se comunicar dessa forma, ele vincula a tomada de decisões à sobrevivência básica e à experiência do medo em estruturas cerebrais mais antigas.

Tenha em mente as seguintes noções básicas:

- Nosso cérebro reteve e ajustou estruturas cerebrais antigas que continuaram a ser úteis. Todos os principais sistemas existem há muito tempo e em muitas espécies porque o projeto básico se provou útil, mas sua disposição, complexidade e tamanho variam muito;
- Em comparação com espécies mais antigas, as áreas mais novas do cérebro humano estão muito mais desenvolvidas. Também estão ricamente interconectadas com as partes antigas;

- O sistema cerebral dominante que está ativo em determinado momento depende das circunstâncias. Durante as horas de perigo, nossos antigos instintos de sobrevivência se sobrepõem às modernas estruturas cerebrais. As áreas de pensamento social operam somente quando não há ameaças imediatas.

Simplificando para ser prático

Tendo mal arranhado a superfície da verdadeira complexidade do cérebro, vou simplificar ainda mais. Quero dividir o cérebro em duas partes relevantes para nossos propósitos:

- **O cérebro primitivo:** o cérebro primitivo é uma combinação de todas as estruturas antigas que lidam com a maior parte da vida em piloto automático e está focado nas necessidades de sobrevivência. O cérebro primitivo processa quantidades enormes de informação, trabalha sem parar e nunca se cansa. Ele combina informações muito díspares em decisões e ações instantâneas. Às vezes, experimentamos isso como uma intuição ou um "sentimento instintivo". Para fazer seu trabalho rapidamente, o cérebro primitivo toma atalhos: ele se baseia em impulsos automáticos e acessa instintos aprendidos em experiências passadas.

    O cérebro primitivo responde à excitação, assim como às emoções positivas e negativas. A maioria das situações que não provocam uma reação forte são impiedosamente ignoradas. Ignorar e simplificar tem duas vantagens: conservar energia e acelerar as decisões.
- **O cérebro consciente:** as partes mais modernas do cérebro são as que podemos acessar através do pensamento consciente e da consciência. Elas incluem áreas para planejar e mapear a dinâmica sempre mutável de nosso lugar na tribo social. Essa parte do cérebro também é responsável pela linguagem e pelo pensamento simbólico abstrato.

O cérebro consciente requer muita energia, tem uma capacidade bastante limitada e se cansa com rapidez. Ele também pode ser facilmente distraído ou emboscado. O cérebro consciente pensa que está no comando, mas, na verdade, ele é mantido em prontidão pelo cérebro primitivo trabalhador na maioria das vezes. O cérebro consciente só é consultado quando não há ameaças imediatas de sobrevivência e surge uma situação nova. Quando não está engajado em pensamentos abstratos, ele volta a pensar exclusivamente sobre a esfera social.

A cooperação e o cabo de guerra entre esses dois cérebros são o tema central deste livro.

Capítulo 3
O BÁSICO DO CÉREBRO

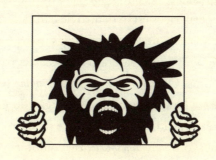

Anatomia rudimentar

Debates filosóficos sobre a consciência à parte, vou me referir ao cérebro, em vez de à mente, ao longo deste livro. A tendência é pensar o cérebro como separado do resto do corpo – o cérebro como uma unidade de controle e um mestre que atua como titereiro que obriga o corpo a fazer coisas.

O cérebro não é apenas o conteúdo gelatinoso dentro de nosso crânio. Uma visão mais precisa consideraria todo o sistema nervoso central. Além do cérebro, existem tentáculos correndo como um cordão grosso através da coluna vertebral e que se conectam com as extremidades mais distantes do corpo. Esses nervos periféricos estão dentro de cada músculo, órgão e articulação e se estendem até as pontas dos dedos das mãos e dos pés.

O cérebro pode agir muito rápido em todas as partes do corpo através das células nervosas. O sistema nervoso *autônomo* (visceral) tem ligação direta com as partes evolutivamente mais antigas do cérebro. Ele apoia o funcionamento da respiração, digestão, sono e de outros processos subconscientes. O sistema nervoso *musculoesquelético* (voluntário) nos permite mover conscientemente nosso corpo e está ligado a áreas de controle motor de várias idades evolucionárias.

Os sinais do corpo passam para o cérebro através dos *axônios* das células nervosas. Essas estruturas finas em forma de fio podem atingir até um metro de comprimento. A gordura isolante protege os axônios para evitar a linha cruzada e o ruído das atividades ao redor. Pense nos axônios como os cabos elétricos do corpo – transmitindo informações de forma rápida e confiável por grandes distâncias.

Esses sinais viajam juntos através da medula espinhal ou diretamente para o tronco cerebral. A partir daí, são transmitidos para muitas regiões conectadas dentro do cérebro.

Mas os neurônios não tocam diretamente em outros neurônios. Para formar uma cadeia e transmitir informações, eles têm que preencher pequenos espaços entre si. Esses espaços são chamados de sinapses e têm sua própria anatomia complicada. A ação nas sinapses desacelera para uma velocidade química. Cada axônio esguicha um composto especializado chamado *neurotransmissor*. Alguns neurônios próximos têm áreas projetadas para detectar e capturar moléculas dessa substância química em particular. Esses receptores estão sintonizados para "ouvir" apenas neurotransmissores específicos enquanto eles flutuam através da sinapse. Do outro lado da fenda, os neurotransmissores se ligam aos receptores correspondentes. Uma vez que essa ligação acontece, o neurônio passa a informação eletricamente através de seus axônios para outros neurônios.

O cérebro é um órgão bem protegido. Não só é protegido por um crânio ósseo pesado, mas também protegido de choques físicos por um fluido. Ele opera em um ambiente com temperatura muito controlada. Mesmo uma mudança de um décimo de grau na temperatura pode fritar suas delicadas funções. Vários graus Celsius de febre podem ser tolerados pelo corpo, mas uma vez que o cérebro não conseguir manter uma temperatura uniforme, o jogo termina. As quantidades maciças de sangue necessárias para manter o cérebro precisam ser filtradas através da barreira hematoencefálica. Ela evita que compostos químicos nocivos poluam o delicado ambiente interno.

Apesar de toda essa proteção, certas substâncias químicas podem chegar ao cérebro pela corrente sanguínea e influenciá-lo. São produzidas naturalmente dentro do corpo ou podem ser introduzidas pelo ambiente externo. O cérebro também pode produzir químicos sinalizadores que são enviados ao corpo ou controlar a produção deles dentro de outros órgãos.

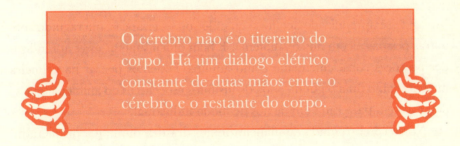

O cérebro não é o titereiro do corpo. Há um diálogo elétrico constante de duas mãos entre o cérebro e o restante do corpo.

O cérebro em si não é uma unidade monolítica. Alguns o imaginam como uma tigela de espaguete emaranhado na qual cada parte é aleatória e maciçamente ligada a todas as outras. E de alguma forma, desse emaranhado, supostamente surgem pensamentos e ações. Na realidade, a maioria das conexões no cérebro são bastante locais e se comunicam com áreas próximas. Quando há conexões mais longas com regiões mais distantes do cérebro, elas são relativamente esparsas. Em outras palavras, o cérebro tem sua própria organização interna e é melhor visto como um sistema de diferentes áreas ou regiões com funções específicas.

A experiência conecta o cérebro

Algumas partes de nosso cérebro seguem um conjunto de rotinas automáticas, conforme determinado por nossos genes, e não são projetadas para aprendizagem. Precisamos desse conhecimento inato para controlar digestão, respiração, metabolismo, biorritmos e circulação. Também precisamos de respostas efetivas e imediatas em casos de emergências de combate ou de fuga. Nada disso envolve aprendizagem.

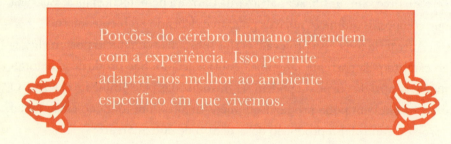

> Porções do cérebro humano aprendem com a experiência. Isso permite adaptar-nos melhor ao ambiente específico em que vivemos.

Muito desse aprendizado acontece quando somos crianças, interagindo com outras pessoas e com nosso ambiente. É bem difícil superar esses aprendizados precoces conscientemente como adultos. Podemos pensar na primeira infância como uma segunda onda de instintos específicos do ambiente que se desenvolvem para cada um de nós de modo individual.

Nosso cérebro muda de maneira muito drástica durante a primeira infância e é extremamente flexível. Em determinado estágio, partes de nosso cérebro explodem em um emaranhado descontrolado de novas conexões – conectando neurônios ao maior número possível de vizinhos. Já entre as idades de 2 a 7 anos, podamos essa mata de volta para algo muito mais manejável. As crianças adquirem vasta experiência e começam a organizá-la em uma visão pessoal de "como as coisas são". Cada um de nós tem experiências diferentes desde o momento do nascimento, até mesmo no útero. Nossos instintos resultantes serão únicos quando combinados com a influência de nossos genes. Em um sentido muito profundo, essas primeiras experiências de vida se tornam nossa realidade e nossa verdade.

Por que acontece esse rápido estágio de superconexão? No início, não sabemos o que é importante, mas, em algum momento, as conexões entre dois neurônios que disparam ao mesmo tempo se tornarão mais fortes. Elas são reforçadas neuroquímica e estruturalmente. As conexões são cercadas por uma camada mais grossa de gordura isolante. O resultado é uma melhor transmissão de sinal – sem linhas cruzadas ou ruídos de outros neurônios próximos. Esse processo facilita o trabalho conjunto dos neurônios no futuro.

Nosso cérebro cria automaticamente associações entre eventos que ocorrem repetidamente ao mesmo tempo ou no mesmo lugar. Se algo acontece uma vez, pode ser apenas aleatório. Mas se acontecer com regularidade, aprenderemos o padrão.

 O que é disparado junto permanece conectado.

A experiência cria a ordem a partir do caos inicial. Conexões que ocorrem simultaneamente acontecem com mais facilidade. As alternativas que não são comumente utilizadas se desvanecem por negligência. Com o tempo, algumas associações se tornam tão fáceis de executar quanto acelerar por uma rodovia vazia em um carro esportivo. Outras continuam a exigir um esforço enorme, semelhante ao de caminhar a pé pelo deserto – cada passo é um trabalho consciente.

Usar ou largar

Uma vez terminadas as grandes fases de crescimento, nosso cérebro adulto ainda é capaz de mudar. Se você perder um dedo devido a um acidente, as áreas de processamento sensorial do cérebro podem ser mapeadas novamente para as partes mais próximas de onde ficava o dedo. Novas células cerebrais também crescem como resultado de um jejum de curto ou longo prazo.

O fortalecimento das conexões entre os neurônios é em grande parte impulsionado pela emoção e pela repetição. Se algo for experimentado como emocionalmente positivo, vamos querer repeti-lo. Se for emocionalmente negativo, tentaremos evitá-lo.

As emoções fortes são nossos guias para o que devemos lembrar. Se algo é suave ou previsível, será esquecido imediatamente e não mudará nosso cérebro. Muitas emoções fortes resultam de eventos perigosos, como queimar a mão no fogo. O aprendizado influenciado por emoções como essa pode acontecer muito rapidamente – muitas vezes a partir de uma única experiência dramática.

Se algo se repete muitas vezes, ganhamos certa fluência com a prática e o ensaio. Mesmo a repetição monótona de tarefas rotineiras fortalecerá as conexões. Se a experiência não for repetida, seu suporte cerebral se desvanecerá e até desaparecerá após algum tempo. Esse processo economiza a energia necessária para manter habilidades que já não são úteis.

Construir novos circuitos neurais mais tarde na vida é difícil porque já construímos muitos que são rápidos e eficazes. Esses caminhos existentes, junto com o declínio geral relacionado à idade, conspiram para dificultar a aquisição de novas habilidades.

 Há verdade no ditado "papagaio velho não aprende a falar".

O BÁSICO DO CÉREBRO | 53

Um lembrete rápido – o cérebro não está separado do corpo. Para melhorar a longo prazo todas as funções mentais, faça exercícios e regularize seu sono. O exercício retarda o declínio cognitivo associado ao envelhecimento e tem um forte efeito antidepressivo. Ele também atua como um amortecedor contra o estresse físico e emocional. O exercício altera a própria estrutura do cérebro, multiplicando a ramificação dos vasos sanguíneos menores. Também faz certas conexões neuronais se tornarem mais robustas.

Capítulo 4
COMO APRENDEMOS E LEMBRAMOS

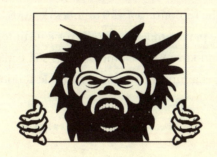

O propósito da memória

Para que serve a memória?

Se você acha que a função da memória é lembrar com precisão todas as suas experiências de vida passadas, passou muito longe!

Como você talvez se lembre (o trocadilho é proposital) do último capítulo, a memória nem mesmo é necessária para que a vida exista. Tampouco é necessária como parte do cérebro. Muitas criaturas antigas têm se saído bem sem ela.

Dê uma olhada nos jacarés – o design básico vem funcionando inalterado por 200 milhões de anos. O mesmo vale para os tubarões – com ancestrais reconhecidos que remontam a 450 milhões de anos. Ambos superpredadores são em grande parte um feixe de reflexos e instintos automáticos. Suas fontes de alimento mudaram radicalmente, mas sua capacidade de detectar, matar e comer outros animais tem funcionado de modo confiável ao longo de vastos períodos.

> O propósito da memória é ajudá-lo a sobreviver, não ser exata.

Os imperativos de biológicos são o foco da memória e nos influenciarão de forma confiável em todas as culturas e contextos. Nós nos lembraremos com mais facilidade de como evitar a dor, encontrar oportunidades de acasalamento, locais para nos alimentar e de como cuidar de nossas crias.

O ponto principal é simples:

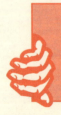

> Se algo não nos ajuda a melhorar nossas chances de sobrevivência, é inútil e não será lembrado.

Estágios da memória

Há vários estágios de memória, cada um com suas particularidades:

- **Codificação:** decidir quais eventos notar e reconhecê-los como unificados através de experiências sensoriais separadas;
- **Armazenamento:** salvar eventos em memórias de trabalho de curto prazo e de modo mais permanente através da repetição consciente ou consolidação durante o sono;
- **Recuperação:** acesso a experiências passadas quando ocorrem situações relacionadas ou similares;
- **Esquecimento:** manter apenas as memórias mais úteis e apagar o resto.

A atenção é um conceito-chave que atravessa todos esses estágios. A distração pode facilmente minar a codificação de informações. A perturbação do sono pode afetar as chances de sucesso no armazenamento. Táticas como fechar os olhos para bloquear as informações visuais concorrentes podem melhorar a precisão da recuperação.

Codificação

Deseja criar algo memorável?

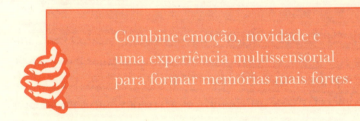

Combine emoção, novidade e uma experiência multissensorial para formar memórias mais fortes.

A grande maioria das impressões que recebemos de nosso ambiente não tem implicações de sobrevivência. Seria preciso energia para pensar sobre elas ou agir a partir delas. Nosso organismo econômico não tolera esse tipo de desperdício extravagante de recursos.

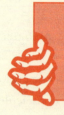 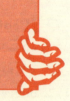

> Nosso cérebro é uma "máquina de ignorar" muito poderosa cujo padrão é não fazer nada.

Aversão ou atração nos alerta para os eventos que importam. Quanto mais fortes as emoções associadas, mais memorável será o evento.

Às vezes, até mesmo as experiências extremas se tornam rotineiras por meio da exposição repetida. Os viciados em adrenalina que saltam de paraquedas nunca têm no centésimo salto a mesma "onda" que tiveram no primeiro. Por fim, esses eventos não precisam ser lembrados, porque eles "estiveram lá e fizeram aquilo" muitas vezes; a emoção se foi.

Imagine se um palhaço assustador pulasse em você enquanto você estava chegando hoje à porta da frente da sua casa. Você sentiria uma apreensão residual por muito tempo depois toda vez que se aproximasse de sua porta.

 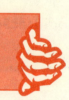

> Surpresa e novidade nos fazem prestar atenção e lembrar

Você se lembra de alguma vez andar em uma montanha-russa? O vento impetuoso chicoteia seu cabelo. O ar sopra através de suas narinas. Seu corpo é atingido por forças gravitacionais enormes em ângulos inesperados. Seu coração bate com violência. Você grita e ouve os gritos dos outros passageiros aterrorizados ao seu redor. Sua visão é atacada por cenários e perspectivas que mudam descontroladamente. E seu ouvido interno conspira com seu estômago para se livrar do seu almoço...

Agora imagine assistir a um filme do ponto de vista de uma pessoa na mesma montanha-russa. Sim, ainda pode ser bastante visceral, e sua mente fornecerá muitas das sensações associadas, pois aquilo simula a experiência, mas não terá nem de perto o mesmo impacto em você. É menos provável que seja lembrado em comparação com sua própria experiência direta e ricamente codificada.

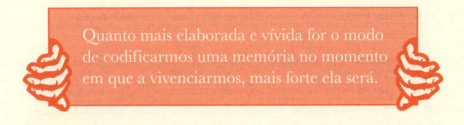

Quanto mais elaborada e vívida for o modo de codificarmos uma memória no momento em que a vivenciarmos, mais forte ela será.

Armazenamento

É importante distinguir entre memória "funcional" de curto prazo e memórias de longo prazo.

A memória funcional nos permite realizar ações ou tarefas específicas e imediatas. É preciso esforço para manter a atenção em tais memórias. Por exemplo, podemos repetir algo várias vezes para manter nosso foco. A memória de curto prazo também tem uma capacidade muito limitada. Se tentarmos lembrar uma lista de itens, estaremos limitados a fazer malabarismos com aproximadamente quatro.

Várias técnicas e práticas podem ser usadas para melhorar a memória de curto prazo. Alguns especialistas podem extrair agrupamentos de ordem superior e sintetizar partes individuais em "pedaços" maiores. Outros criam múltiplas associações com cada item para assim se conectar a memórias ou conceitos existentes no cérebro.

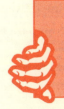
Repetição e ensaio são as chaves para armazenar memórias e criar associações mais fortes.
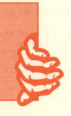

Ao ensaiar listas de itens, é mais provável que nos lembremos dos primeiros (efeito de primazia) e dos últimos (efeito de recência). É menos provável que retenhamos os que estão no meio.

Os efeitos de primazia costumam ser mais fortes, porque o primeiro item também serve como uma "âncora" com a qual comparamos os posteriores. Para tarefas estritamente relacionadas à memória, o efeito de recência pode ser mais forte, já que a última coisa que ensaiamos é a mais recente.

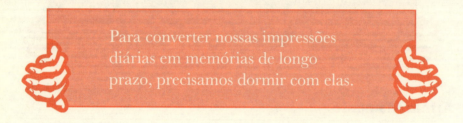

Para converter nossas impressões diárias em memórias de longo prazo, precisamos dormir com elas.

O sono é fundamental para o nosso bem-estar. A falta de sono afeta negativamente nossa atenção, estado emocional, raciocínio, autocontrole, memória funcional, habilidades quantitativas e coordenação motora.

Do ponto de vista da memória, o sono consolida e integra novas experiências com as anteriores. O que experimentamos na hora anterior ao sono tem uma importância muito maior do que o resto das experiências do dia combinadas. Pense nisso como uma atualização noturna seletiva que sobrepõe conhecimento útil à nossa visão anterior do mundo.

Recuperação

A recuperação de memórias está intimamente ligada a como elas foram codificadas e armazenadas pela primeira vez. Como a codificação veio originalmente por meio de canais sensoriais, recuperar a memória pode estar vinculado às circunstâncias em que você a experimentou pela primeira vez. A hora do dia, o local e as condições do ambiente são todos trazidos para o processo de recuperação.

COMO APRENDEMOS E LEMBRAMOS | 61

Por exemplo, ouvir uma música da sua infância pode trazer automaticamente ricas associações de onde você a ouviu pela primeira vez. Visões, sons, cheiros e pessoas daquele tempo e lugar longínquos ganham vida.

O olfato é outro forte gatilho de memória e é o único sentido que está diretamente conectado ao cérebro. Ele contorna a barreira hematoencefálica e as estruturas intermediárias do sistema nervoso central. O fenômeno está ligado à capacidade de nossos ancestrais de evitar alimentos venenosos ou estragados e tinha um valor de sobrevivência muito claro.

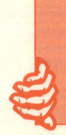

> Traços de memória são armazenados parcialmente na mesma parte do cérebro em que foram originalmente percebidos. É mais fácil acessá-los outra vez em condições similares.

A qualidade do armazenamento afetará a recuperação. Memórias que são armazenadas com repetição significativa serão mais fáceis de lembrar. O que também se aplica àquelas que também ocorreram e foram codificadas de forma mais elaborada.

Armazenar e recordar memórias é mais fácil quando novas informações sensoriais não estão competindo por nossa atenção.

Esquecimento e distorção

> O que se passa por memória é uma dança fugidia da consciência. É volúvel, insanamente imprecisa e lamentavelmente incompleta.

Somos inundados por estímulos esmagadores a cada segundo de nossa vida. Mesmo que pudéssemos nos lembrar de tudo, manter essas lembranças exigiria uma quantidade impossivelmente grande de armazenamento e energia.

Sim, o cérebro recebe e filtra grandes quantidades de informação. Mas é um pão-duro energético e, na maioria das vezes, a reação certa é ele não fazer nada. A maior parte das informações não é colocada em prática nem armazenada para posterior recuperação. É simplesmente ruído – uma confirmação de que nada de significativo mudou em nosso ambiente. Esse processo de ignorar está em andamento a cada momento de nossa vida. É completamente inconsciente. O cérebro está apertando a tecla delete.

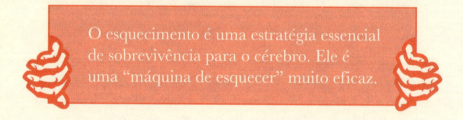

O esquecimento é uma estratégia essencial de sobrevivência para o cérebro. Ele é uma "máquina de esquecer" muito eficaz.

O esquecimento nos permite preservar apenas o que pode melhorar nossas perspectivas de sobrevivência. A maioria das memórias desaparece em minutos se não forem novidade. Aquelas que sobrevivem podem se fortalecer após uma boa noite de sono ou quando são repetidamente acessadas. Mas o que esquecemos não é uma decisão consciente, e esse esquecimento não pode ser evitado.

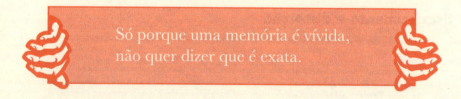

Só porque uma memória é vívida, não quer dizer que é exata.

A maioria das memórias será diferente das experiências originais, e também nos enganaremos nos detalhes da maioria delas. Isso é verdade mesmo quando estamos concentrados e pode ser muito mais provável na presença de distrações externas.

Tanto as interações sociais voluntárias quanto as involuntárias podem mudar nossas lembranças. Um terapeuta pode nos ajudar a reenquadrar o significado e a importância de eventos passados – mudando assim sua vividez e nossa capacidade de lembrá-los. Um advogado da outra parte durante uma acareação conhece muito bem o poder do enquadramento sutil. A partir disso, ele frequentemente obtém as respostas e as reações que deseja das testemunhas. Interrogadores podem cansar suspeitos para, fundamentalmente, desligá-los da realidade factual. O preto é branco e o branco é preto – é chocante como somos suscetíveis ao poder da sugestão.

O sono é necessário para consolidar memórias de longo prazo e combiná-las com memórias anteriores semelhantes. As mais vívidas e emocionalmente salientes serão processadas com mais força, bem como as mais recentes, que ocorrem pouco antes do sono. Mas as sobreposições regulares de nossas atualizações diárias também eliminam as impressões anteriores que não são mais úteis. Todas as memórias se desvanecem com o tempo, e as que permanecem são muitas vezes chocantemente imprecisas ou caricaturas incompletas da realidade.

O "passado" é um eco distorcido de si mesmo. Ele joga contra o esquecimento, a distorção e a sobreposição de experiências subsequentes. O "futuro" é apenas uma possível simulação mental do que pode acontecer. Realizamos a simulação de mudança das circunstâncias para otimizar nossas chances de sobrevivência. Ambas são fantasias. A mente conta a si mesma mentiras reconfortantes porque quer sobreviver. Precisamos nos agarrar às nossas queridas ilusões para não cairmos no desespero.

Não há registro detalhado da vida

Lamento decepcionar os fãs de ficção científica que estão esperando para baixar nossa essência em algum tipo de equivalente digital permanente. Não há capacidade de rebobinar nossa vida ao contrário, com cada *frame* exato e incorruptível.

A maioria de nossas experiências é manipulada pelas partes primitivas do cérebro em piloto automático. Essas respostas instintivas e automáticas não exigem memória e são ignoradas.

As que são manipuladas pelo sistema de memória não são, de forma alguma, memórias reais. Ao contrário, são uma combinação de nossos sentidos atuais, lembranças distorcidas de experiências passadas instensas que se desvanecem com o tempo e simulações mentais do futuro criadas por nossos sonhos e pensamentos acordados. Tudo isso junto cria nosso estado atual.

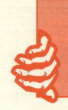

> Não há uma área do cérebro onde exista um registro preciso dos eventos passados de nossa vida.

Capítulo 5
SEU CÉREBRO COM AS DROGAS É ASSIM

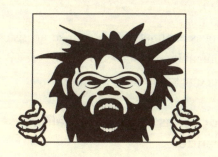

Emoções são sinais de alerta de sobrevivência

As pessoas frequentemente consideram seus pensamentos conscientes, racionais e verbais como sendo sua realidade total. A razão pela qual subestimamos as emoções é que muitas vezes elas parecem aleatórias, agem sobre nós instantaneamente e não podem ser descritas de imediato antes de reagirmos.

As emoções originam-se na parte do cérebro chamada *sistema límbico*, onde a fala verbal não funciona. O processamento da linguagem acontece no córtex – a parte evolutivamente mais nova do cérebro. No entanto, o córtex não libera *nenhum* dos neuroquímicos que causam emoções e justificam todas as suas decisões.

O córtex pode ocasionalmente sobrepor-se ao sistema límbico, mas é apenas um efeito momentâneo e logo esgota nossas reservas de atenção consciente e autocontrole, que são muito pequenas.

Repetição e emoção: as duas principais maneiras de aprender

Aprendizagem, memória, comportamento e hábitos estão todos interligados. Podemos construir novos comportamentos através da repetição ou de eventos emocionalmente significativos. O método da repetição reforça a relação entre um comportamento e um resultado particular – construindo de maneira gradual, e sem intercorrências, associações mais robustas:

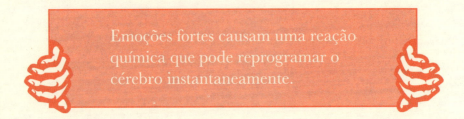

> Emoções fortes causam uma reação química que pode reprogramar o cérebro instantaneamente.

Mesmo um único evento emocionalmente carregado pode desencadear uma reprogramação imediata e duradoura do cérebro. Uma forte experiência emocional fixará o evento no mesmo instante e codificará as circunstâncias relacionadas como boas ou más. Essa nova informação será usada à medida que reagirmos a situações semelhantes no futuro. Uma vez estabelecidas essas fortes associações, é difícil desfazê-las mais tarde na vida. Aprendemos, através de nosso ambiente, a considerar certos eventos como dolorosos e outros como agradáveis.

> Emoções fortes só são ligadas ao que aprendemos a associar com sobrevivência.

O cérebro requer uma energia enorme para funcionar corretamente e pode direcionar o corpo a gastar ainda mais energia, mas a menos que sejamos puxados pelo prazer ou empurrados pela dor, o forte comportamento-padrão é não fazer nada – conservar energia.

> Se for gostoso, vá nessa. Se for ruim, evite. Se for benigno, não faça nada.

Algo que "é gostoso" é codificado por substâncias químicas como dopamina, várias endorfinas, oxitocina e serotonina. Algo que "é ruim" aciona hormônios de estresse como o cortisol. A vida útil das substâncias químicas de felicidade que circulam dentro de você é muito curta – alguns segundos ou minutos de cada vez. Seu cérebro estimula essas substâncias para fazer você se concentrar em algo que aumente suas chances de sobrevivência. Depois disso, ele corta o fluxo – conservando energia e reiniciando para a próxima oportunidade motivacional.

 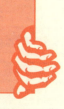

> Substâncias químicas de felicidade são logo desligadas pelo cérebro, assim podem ser rapidamente acionadas de novo no futuro.

Até agora, temos falado sobre a qualidade das emoções – tanto as positivas que queremos repetir quanto as negativas que queremos evitar. Entretanto, há outra maneira de analisar as emoções – pela força.

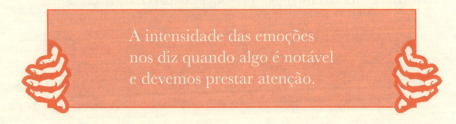

A intensidade das emoções nos diz quando algo é notável e devemos prestar atenção.

Uma atenuação das emoções, ou indiferença (falta de interesse pelas experiências ou sensações), é o oposto de notável. Ela pode ser vista em condições de saúde mental como a depressão, quando a reação a todos os eventos é atenuada.

A esteira da infelicidade

Não existe felicidade permanente. Nosso cérebro é projetado para buscar continuamente os perigos. Estar em alerta causa estresse e infelicidade. Quando apropriado, somos cutucados por substâncias químicas de felicidade, mas, se quisermos mais delas, temos que continuar fazendo algo para acioná-las de novo. Isso leva a um ciclo infinito de escalada. A busca por substâncias químicas de felicidade acabará levando à liberação das de infelicidade.

Há ainda outras más notícias. O cérebro se preocupa com a sobrevivência de nossos genes – não necessariamente de nosso corpo. Por exemplo, se você se machucar no processo de acasalamento, a troca pode muito bem valer a pena para o seu cérebro. Mesmo que você tenha morrido na tentativa, seus genes tiveram uma oportunidade de se propagar.

Sentimentos ruins são produzidos pelo cortisol.

Quando nos sentimos mal, logo começamos a procurar maneiras de fazer com que os sentimentos ruins desapareçam. Às vezes não há resoluções óbvias nem caminhos claros.

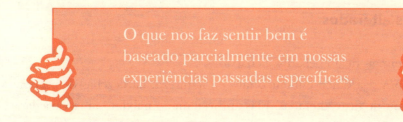

O que nos faz sentir bem é baseado parcialmente em nossas experiências passadas específicas.

A maioria das pessoas gosta de sorvete. Se você nunca tivesse experimentado sorvete antes, simplesmente não teria uma associação positiva com esse alimento. Portanto, comer sorvete não seria uma reação que você escolheria caso se sentisse mal e quisesse se consolar.

Como mencionei, é possível que seu córtex interfira ocasionalmente e se sobreponha a seus impulsos, mas, em geral, você procurará a maneira mais rápida de obter uma onda das substâncias químicas de felicidade e fazer os sentimentos ruins desaparecerem. Esses caminhos no cérebro são muito fortes e sua operação, muitas vezes, parece natural. Na maioria dos casos, você será bem-sucedido em desencadear as substâncias de felicidade.

E é aí que começa o verdadeiro problema.

Uma vez que o efeito rápido dessas substâncias se desgasta, queremos mais e temos que fazer mais para obtê-las. Esse ciclo leva, com o tempo, a efeitos colaterais. Ao repetirmos o processo, obtemos mais efeitos colaterais. Eles acabam por se acumular até começarem a desencadear substâncias químicas de infelicidade.

É uma piada cruel.

Quanto mais cortisol você produz como resultado dos efeitos colaterais, mais volta para o mesmo comportamento. Torna-se um círculo vicioso retroalimentado que se torna cada vez mais fácil de acionar. Você pode liberar substâncias químicas de felicidade e infelicidade ao mesmo tempo – lutando umas com as outras para controlar seu comportamento –, mas não há como

70 | A MENTIRA DA RACIONALIDADE

parar as da infelicidade – o imperativo do cérebro é a sobrevivência, não uma vida inteira de êxtase para você.

Você está preso a esse carrossel.

Estados alterados

Muitos animais ficam bêbados e chapados.

Embora seja difícil estudar o fato na natureza, há dezenas de espécies que gostam de ficar alteradas. Elas aproveitam ao máximo uma variedade de intoxicantes naturais e compostos psicoativos que existem em plantas e fungos. Os veados agem como patetas depois de se empanturrar de maçãs fermentadas nos pomares. Moscas da fruta macho não acasaladas têm uma preferência mais forte por álcool do que seus homólogos sexualmente satisfeitos. Os pássaros tagarela-europeia do Canadá ficam tão doidões com as bagas fermentadas da sorveira que não conseguem mais voar.

Nosso desenvolvimento cerebral compartilhado nos torna suscetíveis à influência dos mesmos compostos sempre que eles estão disponíveis. Já que compartilhamos circuitos cerebrais viciantes com primos insetos muito antigos, talvez seja hora de parar de falar sobre "escolhas de estilo de vida" entre os humanos.

No próximo capítulo, vamos nos concentrar nas substâncias químicas de felicidade (dopamina, endorfinas, oxitocina e serotonina), mas vamos fazer uma pausa para considerar a gama básica de compostos químicos naturais e artificiais disponíveis para as pessoas.

Os que afetam o cérebro são chamados de compostos psicoativos. Eles incluem estimulantes, sedativos, opiáceos, alucinógenos e drogas que têm uma mistura de efeitos. Muitos ativam o *circuito de prazer* do *feixe prosencefálico medial* no cérebro, que envolve intimamente a dopamina. Entretanto, há várias classes de drogas que funcionam em diferentes partes do cérebro e têm outros compostos psicoativos em seu núcleo.

O cérebro cria naturalmente algumas endorfinas como sua própria versão de morfina. A morfina e seus primos heroína, ópio e fentanil produzem euforia, mas não funcionam através da sinalização direta de dopamina. Os efeitos desse sistema influenciam a percepção da dor, o humor, a memória, o apetite e o controle do sistema digestório.

O principal ingrediente ativo da Cannabis é o THC, que tem receptores únicos no cérebro. Os endocanabinoides naturais produzidos no corpo modulam a comunicação entre os neurônios. Eles amortecem a força da reação. O desequilíbrio desse sistema, quando sobrecarregado com THC externo potente, tem efeitos de longo alcance como perda de memória, coordenação prejudicada e tempo de reação mais lento. O pensamento, o julgamento, a sensibilidade à dor e as sensações também são alterados. É possível experimentar sentimentos resultantes de euforia ou pânico.

O principal ingrediente psicoativo do tabaco é a nicotina. Ela se liga a locais específicos que evoluíram para lidar com o neurotransmissor acetilcolina, que ocorre naturalmente. Embora sua função psicoativa não seja bem compreendida, a memória, a excitação e a atenção são afetadas por ela.

Os efeitos psicoativos do álcool são ainda mais complicados. Ele aumenta a secreção tanto de endorfinas quanto de endocanabinoides. O efeito é inibir certos neurônios dopaminérgicos.

A evolução do vício

Como você já viu, o prazer é central para algumas drogas psicoativas, mas não para todas. Há também uma ampla gama de potencial de dependência. As drogas que ativam fortemente a dopamina no circuito de prazer do feixe prosencefálico medial são as que apresentam maior risco de dependência. Entre elas, estão a heroína, anfetaminas como a metanfetamina, e cocaína.

As drogas que ativam fracamente esse circuito de prazer trazem menores riscos de dependência. Cannabis e álcool se enquadram nessa categoria.

As drogas que não ativam o circuito do prazer são as que têm menor risco de dependência. Elas incluem mescalina, LSD, antidepressivos ISRS (inibidores seletivos da recaptação da serotonina) e benzodiazepinas.

Mas há mais no cenário de vício.

> O modo e a frequência no uso da droga importam muito.

Qual é a potência da droga? Com que rapidez ela se acumula? Qual é a frequência do uso?

Afinal de contas, é possível mastigar tabaco – e algumas pessoas fazem isso. Mas a entrega imediata de nicotina vaporizada à corrente sanguínea através dos pulmões é um método muito mais eficaz. Cada trago é também um "evento de aprendizagem" frequente – construindo associações e fortalecendo as conexões neurais.

Também é possível comer ópio. Mas a heroína injetada é muito mais viciante. Ela consegue atravessar as membranas celulares com mais facilidadedo que a morfina e produz uma onda de prazer mais intensa. Ao mesmo tempo, a injeção a entrega imediatamente na corrente sanguínea – resultando em um "êxtase" maior.

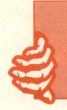 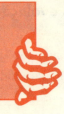
> Vício é o uso contínuo e compulsivo de uma droga frente a consequências cada vez mais negativas.

Os viciados podem destruir a saúde, arruinar relacionamentos e sabotar a própria carreira e as finanças. Arriscarão até mesmo a morte – tudo em nome das drogas preferidas.

Esse processo se desenrola em etapas bem definidas.

A exposição inicial produz efeitos deleitosos e aparentemente positivos. Dependendo da droga, o efeito é uma combinação de bem-estar, calma, atenção, expansividade, clareza, energia ou euforia.

É claro, isso faz o usuário querer mais. Entretanto, quando ele volta para mais um gostinho, a tolerância à droga se desenvolve rapidamente. Ele precisará de uma dose cada vez maior para sentir o mesmo efeito. À medida que se torna um usuário regular, essa tolerância cresce.

Em algum momento será impossível, apesar do aumento da dose, até mesmo manter o nível original de euforia ou prazer. Uma vez que a trajetória do vício se instala, o prazer é suprimido e o desejo ou a necessidade tomam seu lugar.

O usuário começa a se sentir mal com a ausência da droga. A dependência física pode se manifestar como irritabilidade, depressão e incapacidade de concentração. Passar muito tempo sem a droga também pode trazer efeitos físicos como calafrios, náusea, cólicas e suor. Também se sente fortes desejos, frequentemente desencadeados por sinais ambientais, como o local, a hora do dia e as companhias.

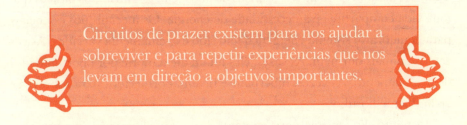

Circuitos de prazer existem para nos ajudar a sobreviver e para repetir experiências que nos levam em direção a objetivos importantes.

Versões fracas de muitos compostos viciantes são naturalmente produzidas no corpo. Eles ajudam a realizar experiências que aumentam as perspectivas de sobrevivência.

Infelizmente, quando procuramos fontes externas de drogas, estamos sobrepujando o sistema. Estamos cooptando os circuitos de prazer com sintéticos superpotentes e novos sistemas de distribuição. Isso leva a uma profunda necessidade de repetir as experiências. Os anseios estão ligados aos estados mentais associados às drogas e às circunstâncias externas e são fortemente ativados sempre que a obtenção da droga volta a ser uma possibilidade. Muitos viciados têm recaídas mesmo com uma pequena dose após a abstinência. E terão um prazer ainda maior do que no uso inicial devido a um efeito chamado sensibilização às drogas.

O resultado final é devastador.

74 | A MENTIRA DA RACIONALIDADE

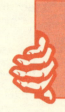 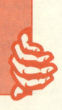

> A reprogramação dos nossos circuitos de prazer com drogas externas destrói a capacidade do cérebro de funcionar.

O pleno gozo de experiências normais como sexo, comida ou exercício diminui e se torna muito menos prazeroso. O cérebro fica permanentemente desregulado.

Alimentação e equilíbrio energético

Vamos rebobinar centenas de milhões de anos. Um dos atributos básicos que toda vida compartilha é a necessidade de energia. Os mecanismos essenciais para equilibrar o sistema energético têm sido extremamente variados. Às vezes, os animais dormem. Às vezes, eles lutam até a morte por oportunidades de acasalamento. Às vezes, hibernam e ficam adormecidos para sobreviver ao ambiente hostil.

O ponto de controle para alimentação (e sexo, agressão, temperatura corporal e bebida) é uma porção do cérebro chamada *hipotálamo*. Pense nele como o mestre supervisor de como escolhemos nos reunir, armazenar e usar nossa energia na busca de mudanças nos objetivos de sobrevivência.

Nossa evolução como espécie foi baseada em pequenas formações de caçadores-coletores. Estávamos sempre em movimento. Para sermos eficazes nisso, tínhamos que equilibrar duas necessidades concorrentes. Quem fosse magro demais cairia morto durante o próximo período prolongado de escassez de alimentos. Quem ficasse gordo demais não teria muita mobilidade e seria incapaz de realizar tarefas diárias críticas: não poderia caçar comida com tanta eficácia nem acompanhar seus primos ágeis em marcha.

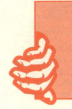 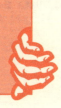

> Cada pessoa tem um ponto estável de gordura corporal. Não conseguimos nos desviar desse ponto por muito tempo.

Sei que é uma má notícia para todo mundo que faz dieta. A porcentagem de gordura corporal é apenas um dos muitos sistemas de homeostasia no corpo. Ocorre um reequilíbrio para manter as funções-chave dentro de uma faixa normal específica. Os exemplos incluem temperatura, pressão arterial, hidratação, níveis de pH, glicose no sangue e respiração.

Seja qual for seu ponto estável, você está preso a ele. Oitenta por cento da variação do peso corporal é controlada por seus genes. É aproximadamente a mesma porcentagem hereditária que define a altura. No entanto, raramente ouvimos alguém sugerir que "perca um pouco de altura".

Quando se ganha peso de gordura, um hormônio chamado leptina é liberado na corrente sanguínea. Isso acontece em proporção à quantidade de gordura total em seu corpo. No cérebro, os altos níveis de leptina sinalizarão ao hipotálamo para diminuir seu apetite e aumentar o gasto de energia. Quando você perde gordura, o sistema funciona ao contrário – aumentando o apetite e reduzindo o uso de energia com base na redução dos níveis de leptina no sangue. Esse equilíbrio automático do corpo torna difícil perder gordura e mantê-la longe. Quanto mais distante você estiver do ponto estável, mais forte será o impulso do corpo de retornar ao equilíbrio.

Naturalmente, também há sinais de alimentação a curto prazo. Nosso corpo é suficientemente inteligente para detectar a quantidade de energia disponível nos alimentos – não apenas seu volume. As células de revestimento do estômago podem sinalizar ao cérebro as propriedades químicas e mecânicas dos alimentos que comemos. O quanto nosso intestino parece distendido é outra indicação de estarmos saciados. Mas os níveis de leptina são os guardiões da gordura corporal a longo prazo, e fazem seu trabalho muito bem.

Comida e emoções

Nossa dieta evolutiva era principalmente vegetariana, com pouca gordura ou açúcar. Se os alimentos fossem mais úmidos ou oleosos, podíamos engoli-los com mais facilidade. As pessoas comeriam mais se não tivessem que se esforçar demais para mastigar ou engolir. Raramente provávamos algo doce.

As fontes de energia de alta densidade eram raras – quer fosse uma fruta madura ocasional, quer um pedaço de animal morto. Não sabíamos quando poderíamos voltar a encontrar um tesouro assim. Se nos deparássemos com elas, nos esbaldávamos – acumulando energia para os inevitáveis tempos de vacas magras. Somos programados ao nascer para preferir certos gostos e cheiros, muitos deles associados a açúcares, gorduras e sal.

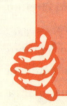

> Sentimos prazer com comidas que têm um combo de muita gordura e muito açúcar, e nos esbaldamos nelas.

Comer produz uma onda de dopamina. Quando você combina gordura e açúcar, obtém uma combinação superviciante de dopamina. Nosso corpo não evoluiu para lidar adequadamente com esse recurso energético outrora escasso.

O ganho de peso pode ser exacerbado pelo estresse. Consumir as *comfort foods*, ou comidas reconfortantes, em excesso por causa de estresse resulta em ganho de gordura, especialmente ao redor do estômago. O objetivo é se preparar para o futuro aumento das necessidades energéticas durante tempos imprevisíveis.

Entretanto, o oposto parece acontecer sob condições de estresse superelevado. Deixamos de querer comer. Esse modo parece estar mais próximo da resposta de "paralisia". A sobrevivência imediata é a preocupação dominante, e a reserva de energia a longo prazo é considerada apenas em segundo lugar, muito depois.

As drogas que bloqueiam os receptores de dopamina também aumentam o apetite e o ganho de gordura. O oposto acontece quando drogas similares à dopamina são administradas. Tais *agonistas dopaminérgicos* reprimem o apetite. Intervenções naturais para redução do estresse também podem ter um efeito semelhante: atividades como exercício e meditação reduzem os picos de hormônios do estresse e o comer em excesso.

Capítulo 6
A QUÍMICA DA FELICIDADE

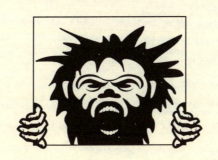

80 | A MENTIRA DA RACIONALIDADE

Substâncias químicas antigas e novas no cérebro

Quatro importantes compostos cerebrais se destacam na psicologia evoluti-va. Eles podem ser pensados como substâncias químicas agradáveis ou "de felicidade". Dois deles são mais antigos e dão apoio a habilidades básicas de sobrevivência. Compartilhamos dopamina com moscas da fruta e formas de vida muito primitivas que remontam a centenas de milhões de anos. A dopamina ajuda a nos motivar e a gastar energia na busca de recompensas. As endorfinas ajudam a bloquear temporariamente a dor para que possamos sobreviver a batalhas e crises existenciais imediatas.

A motivação e o controle da dor são necessidades universais da vida. O cérebro de animais menores funciona em grande parte com esses tipos de respostas básicas. Os animais com cérebro maior também incorporam suas experiências de vida específicas em suas ações.

Como os mamíferos precisam da segurança do rebanho para sobreviver, duas outras substâncias químicas de felicidade também surgiram. A oxitoci-na nos ajuda a criar laços com nossos filhotes, a protegê-los durante infâncias indefesas e a lutar contra ameaças externas. A serotonina nos ajuda a navegar nas sempre mutáveis hierarquias de dominação dentro de nosso grupo tribal.

Como discutimos no último capítulo, o cortisol é o hormônio de estresse que tentamos neutralizar, liberando as substâncias felizes. A adrenalina tam-bém é desencadeada em situações estressantes – preparando-nos para lutar, fugir ou paralisar, conforme o caso. É um amplificador que nos prepara para a ação imediata.

Dopamina – motivação e controle de energia

Muitas pessoas reduziram a função da dopamina ao simples fato de ser uma substância química que nos faz nos sentirmos bem. Essa definição imprecisa e grosseira deixa de lado seus objetivos evolutivos cruciais.

Como já vimos, a principal função do cérebro é navegar em um mundo em constante mudança. Para fazer isso com eficácia, animais e insetos pre-cisam ser capazes de realizar duas coisas: eles devem decidir quando investir versus quando economizar energia. Também devem manter seu modelo mental do mundo atualizado e tão preciso quanto possível.

> A dopamina nos permite decidir quando usar energia e quando economizá-la.

O cérebro é um sistema que usa energia com muita intensidade. Também é capaz de desencadear movimentos voluntários do corpo. Isso pode exigir enormes gastos adicionais de energia, como correr e lutar. Você pode andar tranquilamente para pegar e examinar uma planta, mas perseguir um pequeno animal exigirá uma produção significativa de energia. O controle de energia é fundamental para o sucesso do cérebro.

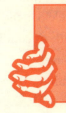 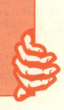

> A dopamina fornece motivação e nos sinaliza para usar energia quando há a expectativa de uma recompensa valiosa.

Os efeitos da dopamina e as emoções positivas que ela desencadeia são baseados em experiências passadas. Seu cérebro se concentra apenas no que é escasso e importante para a sobrevivência. Isso depende do ambiente atual e das experiências anteriores.

Se você estiver no deserto sem água, mesmo um indício remoto de vida vegetal o motivará a explorar determinada direção. Mas, se você mora às margens de um rio, a dopamina não será liberada em busca de água, pois ela está prontamente disponível. Se algo é comum e cai no nosso colo sem muito esforço, pode ser dado como certo e ser amplamente ignorado.

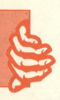

> A dopamina não é ativada por recompensas comuns ou facilmente disponíveis.

A dopamina é liberada de forma sovina. Se tudo está no caminho certo para alcançar um objetivo específico, pequenos empurrões são suficientes para nos manter avançando. Se não houver urgência ou necessidade de registrar novas formas de obter recompensas, o fluxo de dopamina é interrompido. Dopamina tem a ver com expectativa.

Atualizando nosso modelo mental

Ok, você recebeu sua recompensa. E agora?

A dopamina o motivou a alcançar alguma coisa, mas também o ajudou a lembrar e armazenar todas as informações associadas em seu modelo mental atualizado. No futuro, você poderá identificar com mais facilidade as condições sob as quais uma recompensa semelhante pode estar disponível.

Após cada meta alcançada, fazemos automaticamente o seguinte:

- Obtemos uma onda de prazer – gostamos imediatamente da experiência;
- Lembramo-nos de dicas sensoriais e ambientais – visões, locais, sons e cheiros que precedem e se sobrepõem à experiência;
- Observamos os estados internos – nossos sentimentos e pensamentos no momento;
- Decidimos o quanto gostamos da recompensa – permitindo-nos priorizar entre objetivos concorrentes e medir quanto esforço e risco gastar em uma busca futura.

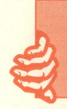 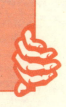

> A dopamina nos ajuda a atualizar nosso modelo mental do mundo – para ser mais fácil alcançar o mesmo objetivo no futuro.

Os neurônios liberadores de dopamina estão sempre fazendo previsões sobre como o mundo funcionará. Eles geram prazer toda vez que suas previsões estão corretas. Essas previsões são baseadas no modelo mental atual.

Mas é frequente os nossos modelos de mundo estarem errados. Toda vez que nos deparamos com algo desconhecido ou cometemos um erro, nosso cérebro se ajusta. Os neurônios medem a diferença entre nossas expectativas e os resultados reais. Nossos erros servem de guia. Erros não são algo a ser evitado, cada ajuste pós-erro melhora nosso desempenho no futuro.

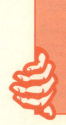 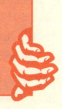

> Ao usar erros e enganos de previsão para melhorar o desempenho, o cérebro transforma falhas repetidas em um modelo melhor do mundo.

Precisamos treinar continuamente nossos neurônios liberadores de dopamina. Se não o fizermos, a capacidade de prever com precisão diminui. Certificar-nos de que nossos instintos estão certos requer prática constante e deliberada. Alguém que é "especialista" em alguma coisa é muitas vezes aquele que dedicou mais tempo a analisar variações sutis e repetidas de uma experiência. Por fim, sua intuição se torna um sentimento preciso que pode ser conjurado sob demanda.

A surpresa cria uma emergência no cérebro. Algo que nos surpreende é, por definição, algo que não previmos efetivamente e pode representar uma ameaça à nossa sobrevivência. Imagine um urso atacando você cinco vezes mais rápido do que você esperava – não é o tipo de surpresa a que muitos de seus ancestrais teriam sobrevivido...

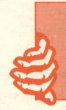 Surpresas desencadeiam o circuito "ai, caramba" no cérebro e causam reações imediatas e de longo alcance.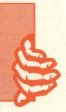

Assim que um erro de previsão é reconhecido, seu cérebro entra em ação. Ele interrompe imediatamente o fluxo de dopamina e toca a campainha de alarme. O *córtex cingulado anterior* (CCA) é uma área do cérebro rica em neurônios dopaminérgicos e responsável por atuar nos erros de previsão da dopamina. O CCA envia, no mesmo instante, um sinal elétrico único chamado de "negatividade relacionada ao erro".

O CCA também é rico em células de neurônios em fuso. Ao contrário de suas primas curtas e espessas, essas células são longas e delgadas, e se conectam ao resto do córtex. Elas só existem em grandes símios, embora os humanos tenham quarenta vezes mais células em fuso do que qualquer outro primata, o que sugere uma conexão com o pensamento superior. O neurônio em fuso transmite sinais elétricos mais rápido do que qualquer outro tipo. A alta densidade alerta instantaneamente todo o córtex e faz com que se preste atenção total à surpresa. Para lidar com o inesperado, todos são convocados!

Algumas pessoas têm uma mutação genética no CCA que reduz o número de receptores de dopamina. O resultado: elas têm muito mais dificuldade em aprender com seus erros. Também são muito mais propensas a se viciarem em drogas e álcool.

O circuito do prazer em mais detalhes

A motivação baseada no prazer da dopamina é muito forte em ratos. Geneticamente falando, eles são primos mamíferos muito próximos de nós. Os ratos preferiram "ondas" de dopamina autoadministradas a comer alimentos quando estavam com fome ou beber água quando estavam com sede. Eles ignoraram as oportunidades de acasalamento com fêmeas no cio e suportaram a dor física do eletrochoque. Pararam até de cuidar de seus filhotes. Coisa poderosa mesmo!

O circuito do prazer abrange a área tegmental ventral (ATV), o feixe prosencefálico medial, o septo, o núcleo accumbens e partes do tálamo e do hipotálamo. A partir do ATV, existem conexões de liberação de dopamina para várias áreas do cérebro. Elas governam emoções, memória de fatos e eventos, hábitos, aprendizado, julgamento e planejamento.

A dopamina é rapidamente aspirada e rearmazenada para reutilização posterior. Isso acontece através da ação de compostos *transportadores de dopamina*. Drogas como anfetaminas e cocaína interferem na ação natural dos transportadores de dopamina e o resultado é um sinal de prazer mais duradouro e intenso. Algumas drogas psicoativas ativam artificialmente os receptores de dopamina. Como já discutimos, isso pode levar a vícios autodestrutivos.

Às vezes, as células de dopamina são destruídas. Os receptores de dopamina também podem ser bloqueados por drogas conhecidas como *antagonistas dopaminérgicos*. Sob tais circunstâncias, o desejo de perseguir recompensas e prazeres diminui ou desaparece completamente. É o caso da doença de Parkinson – conhecida por resultar na perda de células contendo dopamina em duas áreas-chave do cérebro. Os únicos tratamentos conhecidos envolvem o aumento dos níveis circulantes de dopamina. Isso compensa o menor número de neurônios contendo o neurotransmissor.

Baixos níveis de dopamina resultam em uma ativação reduzida do circuito de prazer. Isso também reduz os comportamentos de busca de novidades e o risco de dependência. Quando os baixos níveis de dopamina são corrigidos nos pacientes de Parkinson, eles geralmente se deparam com riscos maiores de se lançarem a jogos de azar, a se exporem ao perigo, ao vício e a uma variedade de outros distúrbios de controle de impulsos. Assim que a dose do tratamento é reduzida, essas mudanças comportamentais também desaparecem.

O circuito de prazer baseado na dopamina está envolvido em uma ampla variedade de atividades, como comer alimentos doces e gordurosos, ganhar dinheiro, usar drogas psicoativas e ter orgasmos. Exercícios, práticas de atenção plena como meditação, oração, aprovação social e doações para caridade também o desencadeiam.

O vício em jogo é genético – embora seja mais comum em homens do que em mulheres. O jogo está frequentemente ligado a outros comportamentos relacionados ao prazer e ao controle de impulsos. Inclusive, há uma incidência dez vezes maior de alcoolismo entre os jogadores e uma taxa seis vezes maior de dependência de nicotina. Vencer menos ativa as áreas do cérebro ricas em dopamina para viciados em jogos de azar. O fio condutor de tudo isso é a dopamina, além de uma resposta embotada ao prazer.

Pode haver razões evolutivas para essa diminuição da resposta à dopamina em alguns indivíduos. Animais que enfrentam indecisão podem assumir riscos extras para encontrar prognósticos mais confiáveis de eventos importantes.

Endorfinas – supressão emergencial de dor

Você não ouviu o tigre chegando de fininho em cima de você…

A pata gigante, com garras do tamanho de uma adaga, te derrubou como um taco enorme e deixou marcas profundas e ensanguentadas nas suas costas.

O que você deve fazer a seguir?

- Concentrar-se na dor e cuidar de suas feridas; ou
- Levantar-se e correr para salvar sua vida – não sentir a dor de jeito nenhum.

Seus ancestrais foram capazes de escolher a segunda opção – graças às endorfinas.

Muitos de nós já ouviu falar de endorfinas no contexto do "êxtase" dos corredores. É uma sensação flutuante levemente eufórica que os corredores de longa distância às vezes experimentam depois de superar a dor inicial. Mas as endorfinas não evoluíram para motivá-lo a infligir dor intencional em seu corpo. O próprio objetivo delas é fugir de uma dor mais imediata!

A QUÍMICA DA FELICIDADE | 87

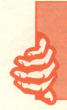 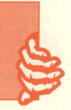

> Endorfinas mascaram a dor física por um tempo curto – dando a um animal ferido a chance de chegar à segurança.

O esquecimento e a capacidade de ignorar suas feridas graves é um presente bem-vindo em circunstâncias mortais. Sim, você pode morrer de feridas não tratadas, em algum momento, mas com certeza morrerá mais cedo se não lidar com a situação imediata.

As endorfinas são projetadas para acabarem rapidamente. Elas são um contraponto à dor em poucas circunstâncias específicas. Entretanto, a própria dor tem um enorme valor de sobrevivência. Evoluímos para perceber e responder aos sinais de dor – não para disfarçá-los regularmente.

Experiências sociais fortes, como risos ou choros, também são um estímulo brando à produção de endorfinas.

Oxitocina – apego e grupos

A oxitocina e compostos similares foram rastreados em formas de vida existentes há 400 milhões de anos. No entanto, penso nela como a mais arquetípica das substâncias químicas cerebrais de mamíferos. Os mamíferos são diferentes dos animais anteriores devido a uma combinação do investimento em nossas crias e o instinto de cooperar em grupos ou rebanhos.

Um jacaré não precisa de um grupo ao seu redor e é eficiente em conseguir que suas necessidades sejam atendidas. Se encontrar outro animal, é provável que seja um inimigo, ou alimento, ou ambos. As aves cuidam de seus filhotes, mas sua dedicação de chocar um ovo e dar alguma alimentação rápida aos filhotes não pode ser comparada às exigências dos mamíferos. A devoção dos pais mamíferos se estende ao cuidado intensivo de seus filhotes ao longo de anos ou mesmo décadas.

> O apego está no centro da experiência dos mamíferos.

Nós, mamíferos, cuidamos de nossos filhos. Isso permite que eles nasçam completamente desamparados e sem meios para sobreviver por longos períodos. Mas é uma estratégia reprodutiva muito arriscada. Temos relativamente poucas crias e um investimento gigantesco em cada uma delas – sentindo um profundo pesar se as perdermos.

Ao contrário das milhões de crias que um peixe pode gerar, os pais de mamíferos se apegam muito mais profundamente a seus filhos. Antes do nascimento do bebê, a oxitocina é liberada, e a mãe se apega ao recém-nascido. O hormônio auxilia nas contrações e no próprio processo de parto, assim como na lactação e amamentação. Em um sentido bastante literal, a fêmea mamífera só se torna mãe no momento dessa inundação de oxitocina. Através dela, é transformada instantaneamente em uma serva abnegada e desinteressada – atendendo às infinitas necessidades do recém-nascido.

O bebê, por sua vez, tem forte ligação com a mãe devido ao mesmo hormônio. E precisa ser – uma vez que é completamente indefeso por si só. Se esse apego seguro não acontecesse, ele não mereceria a atenção necessária para se desenvolver e prosperar. A interação dos pais com seus bebês faz os níveis de oxitocina dos bebês aumentarem, criando um círculo virtuoso de feedback de cuidados.

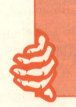 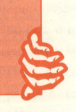

> A oxitocina liga, imediatamente, uma mãe e um filho mamíferos no parto, e promove uma relação de cuidado.

No fim, esse apego baseado em oxitocina é transferido da mãe para o bando maior. Os mamíferos operam em grupos porque há segurança nos números. Individualmente eles até são mais fracos, mas podem cooperar para sobreviver.

Os mamíferos liberam cortisol, o hormônio do estresse, quando não estão à vista de nenhum membro do grupo. Somos fracos quando isolados, e o grupo proporciona proteção. Procuramos retornar à segurança do rebanho e somos recompensados com a oxitocina quando o fazemos.

Confiando em outro membro do grupo ou desfrutando da confiança dele em você, está garantindo a sobrevivência do grupo. As alianças sociais construídas entre os membros do grupo são vitais. A construção de tais laços é recompensada com bons sentimentos gerados pela oxitocina.

Várias atividades promovem a produção de oxitocina e, como resultado, fomentam a confiança. Entre elas, estão o toque e o cuidado, o apoio emocional e o orgasmo.

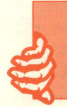 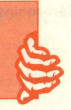

Comportamentos de criação de vínculo e cuidado cimentam alianças sociais dentro do grupo de mamíferos.

A oxitocina é popularmente conhecida como a "droga do amor" ou "hormônio do carinho" pelas razões descritas anteriormente, mas tem uma aresta afiada que separa os membros do grupo daqueles que são inimigos ou forasteiros. A mãe amorosa que cuida de seus filhotes se tornará um monstro enfurecido e agressivo se forasteiros se aproximarem. E o lado negativo da coesão do grupo tribal é a agressão aos grupos concorrentes – impulsionada por um ódio exacerbado por eles.

A oxitocina aproxima os familiares, mas fomenta a agressão contra inimigos externos.

90 | A MENTIRA DA RACIONALIDADE

A maioria dos mamíferos opera neste modelo simples: ou você está no grupo de dentro, ou está no grupo de fora. As pessoas têm um terceiro modo. Alguém pode ser um aliado ou um inimigo, ou pode ser um estranho com intenções desconhecidas em relação a nós. Normalmente, somos cuidadosos ao vigiar os estranhos, buscando a menor pista de seus planos e relacionamento desejado conosco.

A droga MDMA, também conhecida como *"molly"* ou "ecstasy" nas ruas, é popular em raves por suas propriedades de fazer as pessoas se sentirem bem. Ela produz uma série de efeitos pró-sociais – nos colocando em um clima positivo e de confiança ao redor de estranhos. Reduz a ansiedade e aumenta a empatia, ao passo que diminui o reconhecimento da raiva e da tristeza nos outros. Como você deve ter adivinhado, o mecanismo por trás disso é a capacidade do MDMA de aumentar a oxitocina. Com efeito, ele eleva temporariamente os estranhos neutros para a categoria de grupo.

Serotonina – dominância social e hierarquia

Qualquer um que tem irmão sabe que há sempre conflito e briga por posição e vantagem, mesmo dentro das famílias. A oxitocina promove a cooperação em grupo contra pessoas de fora, mas isso não resolve os problemas de formação de hierarquia e competição dentro do grupo.

Há um ditado sobre as equipes de trenó puxado por cães: "Se você não é o cão líder, a vista é sempre a mesma".

Há muitas vantagens em estar no topo da hierarquia social. O domínio proporciona mais segurança, mais alimento e melhores oportunidades de acasalamento. Cada espécie tem um evento de qualificação preliminar antes do acasalamento. Para os mamíferos, com frequência é a conquista de objetivos de dominação. Mamíferos com status mais elevado e inúmeros aliados têm mais descendentes sobreviventes.

Estar na periferia do grupo é difícil. Você provavelmente terá menos oportunidades de acasalamento e acesso limitado à comida; estará na posição mais vulnerável quando se trata de ameaças externas.

Mas não há almoço grátis para quem quer o lugar de destaque. Você tem que lutar para chegar a ele ou passar tempo construindo alianças duradouras.

Uma energia tremenda é gasta na busca de domínio e respeito ou em ameaças à sua posição social. Se você tem algum recurso extra como mamífero, é sábio investi-lo no desenvolvimento do poder social que pode ajudá-lo a sobreviver amanhã.

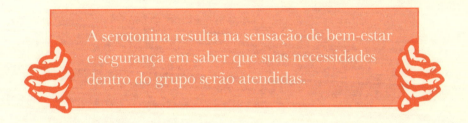

A serotonina resulta na sensação de bem-estar e segurança em saber que suas necessidades dentro do grupo serão atendidas.

Quando um mamífero atinge um alto status social, seus níveis de serotonina aumentam; enquanto os dos subordinados, diminuem. Mas a vida no topo nunca é divertida. Se um mamífero de nível inferior se sentir desesperado o suficiente, um pico de cortisol o impulsionará a melhorar sua situação atual. Ficar no topo é uma luta constante.

Quando a felicidade dá errado

Os sentimentos positivos vindos das substâncias químicas de felicidade no cérebro podem ser desviados ou distorcidos. Sob certas circunstâncias, eles não servem mais ao seu propósito. Podem, inclusive, trabalhar contra nosso bem-estar a longo prazo.

Encontrar ameaças pode fazer você se sentir bem. Imagine-se acampando em uma floresta. Você sabe que um lobo perigoso está perseguindo seu grupo porque ouve os uivos aterrorizantes na escuridão próxima. Uma vez que você detecta o lobo, sente-se mais seguro. A evidência de um lobo que você achou é recompensada pela dopamina após o avistamento. Você também recebe um impulso de oxitocina por proteger seus companheiros de acampamento contra uma ameaça externa, além de um choque de serotonina pela sensação de estar certo. Para algumas pessoas, ser um porta-voz negativo da desgraça tem seu lado positivo e pode ser um padrão que reforça a si mesmo.

Lembre, substâncias químicas de felicidade não existem para criar uma vida de felicidade permanente. Elas só devem estar disponíveis em pequenas explosões para nos direcionar para objetivos e comportamentos de sobrevivência.

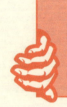
> Se você tentar disparar sentimentos contínuos de felicidade, vai encontrar efeitos colaterais cada vez mais negativos.
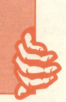

Com frequência reagimos à decepção repetindo o comportamento e despertamos os efeitos colaterais de novo – muitas vezes, mais fortes. Conseguimos o que queremos ou recebemos a lição com força redobrada e com os efeitos cumulativos das consequências. Infelizmente, às vezes, precisamos levar um golpe de pá na cara antes de estarmos dispostos a aprender.

Já falamos do arco cruel da toxicodependência e sua permanente religação do cérebro. Quando compostos poderosos não sintetizados por nosso corpo estão disponíveis, eles nos enganam para seguirmos por um beco sem saída. Os opiáceos podem desencadear a euforia das endorfinas naturais sem o trauma dos danos físicos precedentes, mas levam a um tal nível de letargia que alguns viciados negligenciam os cuidados pessoais de forma chocante. As endorfinas naturais evoluíram para serem respostas extremamente raras e de curta duração a emergências de vida ou morte. Versões sintéticas fortes são usadas como um caminho artificial para o êxtase.

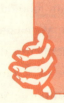
> As substâncias químicas de felicidade podem nos levar a um caminho contraproducente, mesmo sem drogas externas.
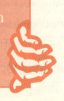

Estar "apaixonado" é uma das mais poderosas recompensas de felicidade. Essa experiência combina as seguintes substâncias químicas em um coquetel de drogas:

- Dopamina: as recompensas da "caçada" e de finalmente obter o objeto de sua corte, bem como da expectativa de orgasmos sexuais;
- Oxitocina: o toque físico e o bem-estar resultante de proteger o novo membro de seu grupo;
- Serotonina: melhoria da posição social resultante de sua nova aliança com o parceiro ou parceira.

Mas a paixão romântica não dura. Lembre, a dopamina não continuará disparando na presença de uma recompensa familiar ou de fácil acesso. Apesar de qualquer ilusão sobre esse amor durar para sempre, qualquer relacionamento acaba se tornando o "novo normal". Quando a entrega de dopamina para, muitas pessoas vão em busca da mesma emoção da novidade e da excitação ao perseguir outra pessoa.

> A dopamina só é disparada por novas recompensas.

Você precisa continuar perseguindo a novidade da experiência, posse ou ambiente para mantê-la fluindo. Uma má adaptação comum é a necessidade de juntar coisas – sempre buscando o próximo objeto para sua coleção. Outra é viajar, recompensando regularmente seus sentidos com aventuras emocionantes e desconhecidas. Essas atividades têm finais previsíveis: acumulação compulsiva ou fazer você se tornar um viciado em experiências.

A oxitocina impediu que seus antepassados se afastassem da segurança da tribo toda vez que alguém os irritava. As perspectivas de qualquer mamífero tentando sobreviver sozinho são muito baixas. No entanto, não vale a pena pertencer a qualquer um. Nossa necessidade de permanecer dentro do nosso grupo pode levar a consequências negativas.

As gangues são um subproduto infeliz dessa dinâmica da oxitocina. As pessoas entram para esses grupos em busca de segurança e proteção. Elas se unem por atividades compartilhadas e se reúnem em agressão contra gangues rivais. Como resultado, formam apegos poderosos. Entretanto, a dinâmica dentro do grupo também pode ser impiedosa. O conflito é uma parte rotineira da vida de todos os primatas. Os membros das gangues podem se virar uns contra os outros e lutar pelo domínio e acabam tolerando comportamentos brutais e a dor do grupo em vez de arriscar perder seus amigos. Não importa quanto os comportamentos sejam disfuncionais, eles podem se sentir bem porque estão rodeados de aliados.

O status dentro do grupo mantém a serotonina fluindo. Procurar reconhecimento é uma parte normal da vida humana, embora possa levar à decepção. Não importa quanto reconhecimento você possa ter obtido no passado, vai se sentir mal se ele parar. Quando outros conseguem o reconhecimento que você deseja, você também procura maneiras de se sentir melhor. Essa busca faz com que se repita qualquer ação que possa ter obtido reconhecimento no passado. Alguns comportamentos como bullying, humilhação ou prejudicar outros podem levar a consequências muito negativas.

Alguns buscadores de serotonina se voltam para o papel de herói, salvando pessoas. Para satisfazer as próprias necessidades de resgate, muitas vezes recompensam e possibilitam o comportamento negativo que requer o resgate.

Conquistar o amor de alguém que tem um status mais elevado é uma forma comum de obter um aumento de serotonina, e reconhecemos as conotações negativas dessas atividades. Você provavelmente está familiarizado com o puxa-saco bajulador, o interesseiro que tenta conseguir um companheiro rico, ou um *groupie* que segue de perto atletas, músicos e políticos. Eles esperam chamar a atenção do objeto de seu desejo de alto status. Até mesmo o mais leve indício de atenção resultante vai incitar a serotonina.

PARTE II
RÉPTEIS E MUSARANHOS

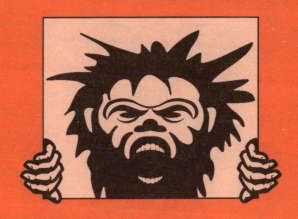

Capítulo 7
O PILOTO AUTOMÁTICO E O PODER DA DOR

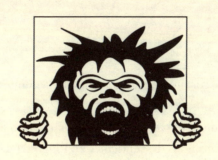

Vamos recapitular a vida no planeta: bactérias, vírus, células, plantas, insetos e demais animais. Os dois últimos são os únicos que se movem. Como descobrimos anteriormente, o cérebro é necessário para lidar com o mundo que muda com rapidez. Algumas das substâncias químicas básicas do cérebro, como a dopamina, são compartilhadas por nós e pelas formas de vida que remontam a várias centenas de milhões de anos.

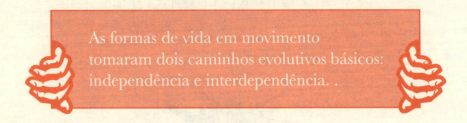

As formas de vida em movimento tomaram dois caminhos evolutivos básicos: independência e interdependência. .

O ramo *independente* geralmente compartilha as seguintes características:

- Maduro e funcional ao nascer ou pouco tempo depois;
- Deixam muito mais descendentes ao longo da vida;
- Pouco ou nenhum investimento em uma cria em particular;
- Passa grande parte da vida longe do grupo (exceto na época do acasalamento)

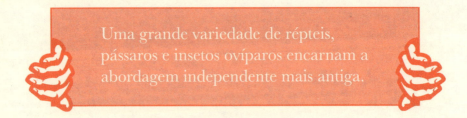

Uma grande variedade de répteis, pássaros e insetos ovíparos encarnam a abordagem independente mais antiga.

O ramo *interdependente* pode ser identificado pelas seguintes características:

- Descendência imatura e incapaz de sobreviver por longos períodos após o nascimento;
- Descendência menor e menos frequente;
- Investimento significativo ou maciço em cada cria em particular;

O PILOTO AUTOMÁTICO E O PODER DA DOR | 101

- Dependência do grupo estendido para sobrevivência e proteção.

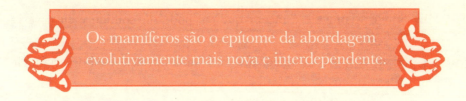

Os mamíferos são o epítome da abordagem evolutivamente mais nova e interdependente.

Os mamíferos sobrepuseram-se significativamente no tempo em relação às espécies anteriores independentes. Continuamos a viver lado a lado com antigas formas de vida independentes que ainda são abundantes, incluindo répteis, pássaros e lagartos. A extinção em massa dos dinossauros permitiu uma explosão de variedades de mamíferos há cerca de 65 milhões de anos, mas nossos primos astuciosos já existem há mais de 200 milhões de anos e se diversificaram em vários ramos há 100 milhões de anos.

Estou certo de que os paleobiólogos vão questionar minha definição e encontrar exceções: os pinguins-imperadores da Antártida caminham incansavelmente através do gelo e se mantêm firmes em vigília sobre seus ovos para mantê-los quentes, e também se reúnem em grandes grupos por longos períodos. Para nossos propósitos a distinção é informativa, portanto, continuarei a falar sobre mamíferos e répteis como representativos dos dois grupos.

O cérebro reptiliano – evitando danos e ignorando a maior parte dos acontecimentos

Você não precisa aprender a evitar ferimentos.

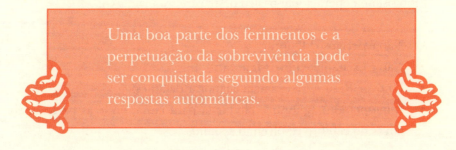

Uma boa parte dos ferimentos e a perpetuação da sobrevivência pode ser conquistada seguindo algumas respostas automáticas.

Aqui estão alguns exemplos:

- Se ele se move e é menor que eu, pode ser comido e eu deveria persegui-lo;
- Se ele se move e é maior que eu, é uma ameaça, e eu deveria fugir dele;
- Se eu sentir dor e outro animal estiver por perto, ele é a causa da dor, e eu devo lutar com ele ou me afastar;
- Se não há ameaças ao meu redor, eu deveria descansar e não fazer nada.

O cérebro humano moderno aprende e se adapta a nossas experiências de vida individuais. Mas não há necessidade de que o cérebro de lagarto modifique suas respostas. Da próxima vez que uma criatura pequena estiver por perto, ainda é provável que ela seja uma fonte de alimento. A mesma resposta automática pré-programada continua funcionando e não precisa mudar.

> O cérebro reptiliano é uma máquina de ignorar.

Os superpoderes do cérebro reptiliano são a eficiência e os baixos requisitos de energia. No centro disso está a capacidade de ignorar os eventos e minimizar os esforços propositais.

Eis o sistema operacional básico desse cérebro primitivo:

- Não é perigoso? Ignorar;
- Não é excitante e novo? Ignorar;
- É novo? Resumir a essência e ignorar detalhes;
- É inesperado? Ignorar e chutar lá para cima, onde as partes mais novas do cérebro resolvem o assunto.

Há uma simplicidade maravilhosa nessa configuração. A menos que algo seja uma emergência, o cérebro reptiliano conserva recursos preciosos. Isso inclui a energia necessária para o funcionamento do próprio cérebro, bem como instruções ao corpo para iniciar o movimento físico e gastar ainda mais energia. O crocodilo pode ficar submerso sem se mover em um rio durante horas e, com um bote violento, matar um animal que passa e que pode levar uma semana para ser digerido. É o cúmulo da eficiência do não fazer nada!

Os imperativos de sobrevivência nos concentram nas emergências reais. Eles exigem decisões em preto e branco envolvendo escolhas simples. Lidam com o concreto e o tangível, o aqui e agora imediato. Nada disso envolve necessariamente aprendizagem.

Medo e infelicidade

Anteriormente, analisamos as substâncias químicas de felicidade, e apenas mencionamos de passagem a "infeliz" substância química de estresse: o cortisol. As substâncias "felizes" não desempenham um grande papel no mundo reptiliano – esses animais são quase exclusivamente movidos pelo medo.

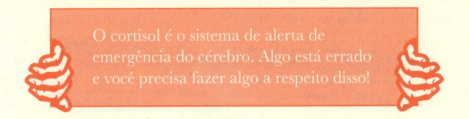

O cortisol é o sistema de alerta de emergência do cérebro. Algo está errado e você precisa fazer algo a respeito disso!

As substâncias químicas que fazem a gente se sentir bem foram adicionadas mais tarde e permitiram uma maior variedade de comportamentos complexos. Mas as reações de medo e estresse são suficientes para manter muitos animais vivos. Evitar a dor é a motivação mais forte para a ação e uma poderoso aviso para a memória do que deve ser evitado no futuro.

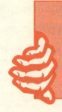
> É errado pensar no cortisol como a causa de dores desnecessárias quando, na verdade, sua função é evitar dores ainda maiores.

Os eventos e circunstâncias que ocorrem imediatamente antes da dor ficam gravados no cérebro. Essa "memória reserva" não contém muitas informações, mas proporciona um instante de reconhecimento antecipado automático, o que permite evitar ameaças similares no futuro.

> O cérebro toma emprestadas e reutiliza velhas estruturas evolutivas. Há uma grande sobreposição entre as áreas que armazenam dor física, emocional e financeira.

Quando você estiver em alerta máximo, experimentará efeitos temporários que o ajudarão no curto prazo. Eles incluem aumento do ritmo cardíaco, da capacidade pulmonar e mais fluxo de sangue para que seus membros impulsionem movimentos voluntários. Porém, esse sistema foi projetado para funcionar em breves explosões – não continuamente. Sob estresse crônico contínuo, coisas ruins começarão a acontecer. Você pode experimentar insônia, depressão, imunidade enfraquecida e um risco maior de doenças cardíacas. Se seu fluxo não for interrompido, o cortisol também danificará partes do cérebro necessárias para a memória.

Maus perdedores

Nosso cérebro primitivo se concentra nas escolhas que minimizam a dor e a perda. Como vamos explorar mais adiante, o medo de perder nos motiva mais do que a oportunidade de ganhar. Isso tem origem na amígdala, parte do cérebro que codifica eventos que produzem reações emocionais. Quanto mais forte a emoção, mais fácil e permanentemente os eventos relacionados a ela serão lembrados e armazenados na nossa memória de longo prazo.

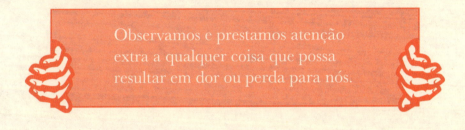

Observamos e prestamos atenção extra a qualquer coisa que possa resultar em dor ou perda para nós.

Capítulo 8
DESMISTIFICANDO O RISCO

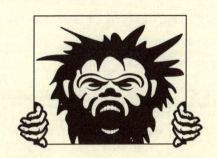

As escolhas e ações têm tudo a ver com risco e recompensa.

Na "teoria da utilidade" econômica tradicional, a suposição é que as pessoas sempre agirão como "agentes racionais". Supostamente, elas tomariam o curso de ação que maximizaria a recompensa disponível para elas sob aquelas circunstâncias. A realidade evolucionária de assumir riscos é muito mais complicada.

Relatividade e pontos de referência

Tudo isso é relativo.

O risco não é avaliado em um vácuo. Ele depende de nosso contexto e situação atual. Seja o que for que experimentemos atualmente e a que estamos acostumados é chamado de "nível de adaptação".

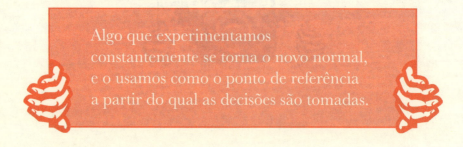

Algo que experimentamos constantemente se torna o novo normal, e o usamos como o ponto de referência a partir do qual as decisões são tomadas.

Imagine, por exemplo, que você seja uma pessoa rica – vivendo em mansões e voando em jatos particulares. Ao caminhar por um parque, você vê uma nota de 100 dólares se agitando do outro lado de um riacho que atravessa um barranco íngreme. Você se esforçaria para pegá-la? O mais provável é que a resposta seja não. A quantidade de benefícios envolvidos em comparação com o esforço que seria necessário empregar simplesmente não valeria a pena. Sua vida não seria materialmente mudada se você conseguisse aquele dinheiro a mais.

No entanto, sob as mesmas circunstâncias, uma mala cheia de notas de 100 dólares talvez lhe interessasse. Assim como uma oportunidade de investimento que poderia ter o potencial de dobrar a sua riqueza.

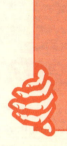

> Há uma sensibilidade cada vez menor aos ganhos e perdas potenciais. Eles são experimentados não no absoluto, mas como uma proporção ao que temos atualmente.

Agora imagine que você esteja desabrigado, destituído, com frio, faminto e caminhando pelo mesmo parque. Você escolheria pegar a nota de 100 dólares? Com certeza! O dinheiro representa comida, um chuveiro e um cobertor quente, o que melhoraria consideravelmente sua situação atual.

O valor objetivo do dinheiro não mudou, é o mesmo para você em ambas as situações. O que mudou foi o benefício potencial, dadas suas circunstâncias atuais como ponto de referência.

A prevalência da recompensa em seu ambiente e a facilidade com que você pode acessá-la determinam o quanto você a valoriza e o quanto está disposto a arriscar nessa busca.

Vamos fazer outra experiência mental. Imagine que você pudesse girar uma roda e obter uma variedade de resultados. Cada um dos resultados é positivo e benéfico, exceto por um. Esse resultado não tem nenhum valor e nenhum efeito sobre você. Podemos chamá-lo de roda "boa". Se você girasse a roda e parasse na porção sem efeito, você consideraria isso uma "perda", lamentaria não obter os outros ganhos potenciais que estavam disponíveis nesse contexto.

Agora imagine que haja uma roda semelhante, mas onde os resultados sejam todos negativos, exceto pela mesma chance de obter o resultado sem efeito. Podemos chamar essa segunda de roda "ruim". Se você girasse a roda e parasse no sem efeito, sentiria alívio e consideraria uma "vitória", já que se esquivou de muitos resultados potencialmente ruins.

No entanto, o valor sem efeito em ambas as rodas é exatamente o mesmo.

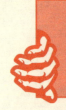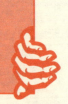

> A avaliação positiva ou negativa de um resultado depende muito do nosso contexto atual.

Isso às vezes entra em jogo mesmo quando não conseguimos o resultado desejado. Se o resultado for "apertado" e quase alcançarmos nosso objetivo, é mais provável que continuemos a investir energia para persegui-lo. Em outras palavras, a recompensa da dopamina de um "quase" é às vezes tão forte quanto uma vitória real.

Por exemplo, se um cavalo em que você apostou para ganhar uma corrida chegar em segundo lugar, é mais provável que você aposte nele de novo no futuro, porque acha que chegou muito perto de uma vitória. Os caça-níqueis nos cassinos são cuidadosamente projetados para mostrar de forma desproporcional os quase (duas das três figuras iguais na linha de prêmio). Isso mantém as pessoas na cadeira e dá mais dinheiro para a máquina.

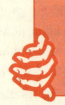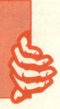

> Os resultados que são "quase" fornecem uma forte motivação para continuar a buscar a recompensa.

Aversão a perdas

Vamos jogar cara ou coroa em uma típica aposta de "o dobro ou nada". Se cair em cara, você recebe o dobro da quantia que apostou. Se em coroa, você perderá a aposta. Economicamente, essa proposta tem um valor neutro. No entanto, a maioria não aceitaria a aposta, porque as pessoas estão mais concentradas na possibilidade da perda.

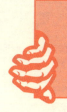 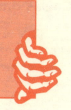

As perdas parecem maiores do que os ganhos porque priorizamos as ameaças à sobrevivência antes das oportunidades.

Imagine se você não lidasse com uma emergência enquanto ela estava se desdobrando. O próprio significado da palavra implica que você tem que prestar atenção a ela, porque é importante e precisa de sua atenção imediata. Seus antepassados tinham mais chances de sobreviver e de se reproduzir se priorizassem as ameaças negativas.

Há uma tigela de sorvete delicioso na mesa, ao alcance de sua colher. Perto de você, alguém está esperando para bater na sua mão com um martelo assim que você tentar alcançar o doce. Você continua a tentar alcançar o sorvete para conseguir um gostinho ou, antes, descobre como neutralizar a possibilidade de ser atingido com o martelo? A resposta é bastante óbvia: a menos que você ame muito sorvete… A maioria de nós consegue, com um alto índice de certeza, retardar a gratificação para lidar com ameaças imediatas.

Vale mais um pássaro na mão que dois voando.

O ditado do quadro anterior está absolutamente correto. Abrir mão de um pássaro "certo" exigiria uma oportunidade de contrapeso para conseguir dois pássaros em troca. Essa assimetria varia com base nas circunstâncias exatas, mas foi medida como estando na faixa de 1,5 a 2,5. Sinta-se à vontade para continuar usando a relação dois para um como uma aproximação boa o bastante. Mas tenha em mente que há também uma grande variação na aversão a perdas entre indivíduos e circunstâncias.

Coisas garantidas e surpresas

O cérebro primitivo gosta de coisas certas. Não gosta de lutar para decidir entre opções sutilmente diferentes e prefere o contraste óbvio.

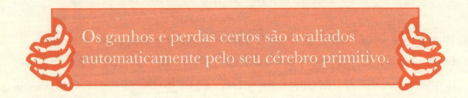

Os ganhos e perdas certos são avaliados automaticamente pelo seu cérebro primitivo.

Uma das principais funções da dopamina é construir um modelo de mundo a partir de nossas experiências. Os eventos que se encaixam em nosso modelo mental do mundo nos dão uma sensação de previsibilidade. A dopamina é medida para nos manter motivados e em direção aos nossos objetivos. Se algo inesperado acontecer, precisamos prestar atenção extra. Uma vez que não o antecipamos em nosso modelo mental, pode ser algo novo e potencialmente importante.

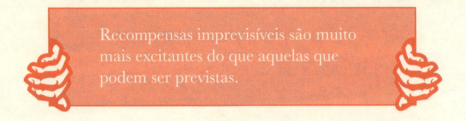

Recompensas imprevisíveis são muito mais excitantes do que aquelas que podem ser previstas.

A ativação de dopamina a partir de eventos inesperados pode ser três a quatro vezes maior do que a partir de eventos previsíveis!
Entretanto, há uma diferença entre imprevisibilidade e aleatoriedade.

DESMISTIFICANDO O RISCO | 113

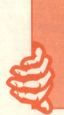

É automático para o cérebro tentar criar e impor padrões, e se meter em problemas quando eventos verdadeiramente aleatórios estão envolvidos.

Se eu atirasse uma moeda ao ar cinco vezes seguidas e ela caísse em cara a cada vez, você começaria a suspeitar que eu trapaceei. Na realidade, podemos esperar que isso aconteça cerca de 3% do tempo, segundo a estatística. Mesmo que cada jogada de moeda seja aleatória e independente das outras, nossa mente quer desesperadamente provocar o padrão, mesmo que ele não exista...

Essa tendência de acreditar que podemos prever ou controlar eventos aleatórios é amplificada quando somos participantes ativos do processo. Mesmo em jogos de azar puramente aleatórios, o envolvimento direto nos faz sentir como se tivéssemos mais chances de obter um bom resultado. Pense em lançar você mesmo os dados em uma mesa de dados ou selecionar os números em um bilhete de loteria. Você não se sente mais propenso a ganhar?

Quando encontramos resultados que foram quase, sentimos mais prazer se estivermos ativamente envolvidos. Pode ser em parte devido ao efeito de propriedade, que exploraremos mais tarde. A propriedade, através da posse, experiência ou participação ativa, nos faz supervalorizar o resultado.

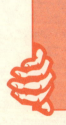

A participação ativa em um evento aleatório nos faz acreditar erroneamente que podemos influenciar o resultado a nosso favor.

Capítulo 9
A VIDA EMOCIONAL

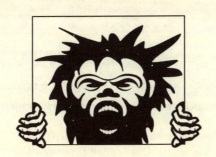

Emoções incorporadas

As emoções são uma parte fundamental da forma como operamos no mundo. Elas são fundamentais para a nossa tomada de decisão.

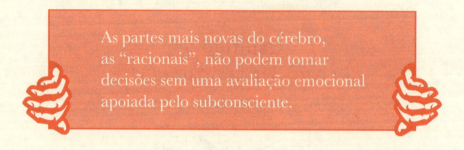

As partes mais novas do cérebro, as "racionais", não podem tomar decisões sem uma avaliação emocional apoiada pelo subconsciente.

Ainda que eu esteja me adiantando, descreverei alguns dos conceitos-chave relacionados às emoções no contexto completo da evolução.

Os principais componentes da experiência emocional são:

- Um estímulo externo – Algo que nos atinge através de nossos sentidos;
- Experiência passada – A soma total do que nos trouxe até este momento;
- Imagens mentais dentro do cérebro – Conceitos e simulações que são ativados;
- A resposta evocada no corpo.

Para obter uma reação emocional, geralmente temos que detectar uma mudança no ambiente. A mudança pode ser algo óbvio e ostensivo, como um predador atacando, ou pode ser algo tão sutil como uma microemoção momentânea que fica visível no rosto de um amigo durante uma conversa.

Imagine uma canção esquecida há muito tempo, o cheiro de suor velho em um vestiário de academia ou pisar na casa em que você cresceu depois de uma longa ausência. Cada um desses eventos pode iniciar uma poderosa cascata dentro do corpo.

Às vezes, a reação é direta e automática: saltamos para nos afastar de um galho em nosso caminho porque o associamos a uma serpente. Isso acontece de modo pré-consciente – mesmo antes de reconhecermos o objeto real.

Experiências de vida de cada um

O processamento emocional pode ser muito complexo e deliberado.

Imagine estar em um evento corporativo e ver um amigo próximo envolvido em uma conversa com seu inimigo jurado. Do que eles estão falando? Qual é o significado da interação? Como as alianças de poder existentes mudam como resultado desse diálogo? Que novos riscos ou oportunidades sociais esta interação traz consigo? O significado depende de suas experiências pessoais passadas com as pessoas envolvidas e das relações entre elas.

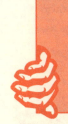

> Os eventos externos são detectados pelos sentidos e processados por todas as nossas experiências passadas de forma automática ou sutil.

A história de cada indivíduo é intensamente pessoal. Por exemplo, não sou um grande fã de agulhas, nem mesmo de vê-las na TV. Isso é resultado de quase ter desmaiado durante a campanha de doação de sangue no meu último ano do ensino médio. Minha associação com as agulhas é de ansiedade, medo e dor. Portanto, prefiro fechar os olhos quando é preciso tirar sangue.

Outra pessoa pode vir de uma longa linhagem de flebotomistas e pode associar a extração de sangue a sentimentos orgulhosos de competência profissional na prestação de cuidados de saúde de qualidade.

Sobreposições culturais e interpretação

Nossas reações aos acontecimentos dependem muito das associações que temos com certos objetos, símbolos ou ideias.

Imagine um nativo da América do Norte no início dos anos 1500. Ele se depara com dois paus cruzados amarrados com fio e presos no chão perto de um pedaço de terra recém-revirada. Para essa pessoa, seria muito provavelmente uma curiosidade a ser investigada.

Mas, para o padre católico que se depara com esse mesmo objeto, uma enorme teia de significado é acionada. Ele pensa na cruz religiosa e nas várias camadas de significados associados a esse símbolo. Ele pode acessar memórias sobre o motivo que o colocou em seu caminho religioso, resultando em anos de devoto serviço. Ele sentirá empatia, veneração e a sensação de estar em um lugar sagrado. Pode até ser compelido a entoar orações sobre o túmulo inesperado de um raro companheiro cristão no Novo Mundo.

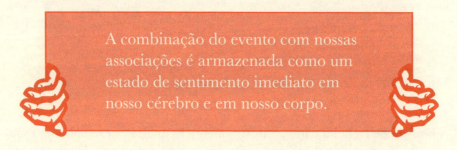

A combinação do evento com nossas associações é armazenada como um estado de sentimento imediato em nosso cérebro e em nosso corpo.

O evento evoca uma reação associada que chamamos de emoção, o que envolve uma variedade de áreas do cérebro e do restante do corpo. As respostas corporais podem incluir mudanças no ritmo cardíaco, no grau de alerta, no tônus muscular, no suor e na tensão no fundo do estômago. Lembre, não há separação entre o cérebro e outros sistemas corporais. Todo o nosso organismo está respondendo ao evento.

Essa direção também é de mão dupla. Há muito tempo se sabe que certas práticas corporais reestruturam nosso sistema nervoso e influenciam a forma como reagimos aos acontecimentos. O engajamento em ioga, *tai chi*, meditação ou oração pode mudar profundamente nossos estados emocionais.

Também sabemos que restringir os movimentos corporais restringe as emoções. Matar células nervosas do rosto com injeções de botox impede que os músculos formem algumas expressões faciais, o que mata sua experiência em sentir suas emoções e a de outras pessoas. Sentir as emoções e mover nossos músculos são atos que estão diretamente ligados.

Há sete emoções básicas que foram identificadas em todas as culturas humanas. Elas podem ser consideradas um alfabeto universal expresso em nossas expressões e gestos faciais.

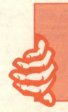 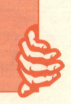

As emoções humanas universais incluem surpresa, raiva, medo, repulsa, tristeza, desprezo e alegria.

Estamos diante de uma escolha quase infinita de ações em qualquer situação. Se catalogássemos cada possibilidade e deliberássemos como proceder exatamente, não poderíamos funcionar. A resposta corporal restringe imediatamente nossas escolhas.

As reações podem, então, ser classificadas como nosso "instinto" de abrir mão de algumas das considerações subsequentes. Isso nos permite decidir e reagir rapidamente aos acontecimentos que se desdobram. E para ser claro: nós nunca ignoramos ou anulamos esses sinais emocionais. Nos casos em que parecemos usar a mente "racional", na verdade estamos recebendo um sinal corporal para nos concentrarmos no longo e não no curto prazo.

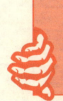

O objetivo principal de nossa reação emocional incorporada é reduzir rapidamente nossa escolha de ações subsequentes.

Capítulo 10
MAIS SEGURO EM BANDO

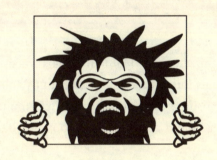

Vantagens e desvantagens dos bandos

O cérebro reptiliano não está muito preocupado com as relações. É um veículo bem afinado para a sobrevivência individual: respirar, comer, transar, lutar e fugir ou deslizar para longe do perigo. Se você fizer tudo isso suficientemente bem, terá mais descendentes, que podem fazer mais do mesmo.

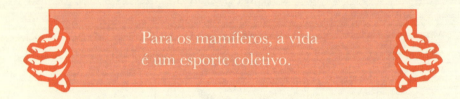

Para os mamíferos, a vida é um esporte coletivo.

Os mamíferos podem ser individualmente mais fracos, mas têm uma expectativa de vida mais longa do que a maioria dos animais que chegaram antes, os filhotes têm uma taxa de sobrevivência muito maior e as capacidades de aprender com a experiência e cooperar dão ao rebanho uma vantagem coletiva.

Há muitas vantagens em viver em grupos cooperativos:

- Capacidade de descansar e se recuperar enquanto permanece alerta para o perigo;
- Cooperação na aquisição de alimentos;
- Compartilhamento de alimentos adquiridos pelos membros mais capazes do grupo;
- Organização da defesa do grupo contra agressões externas.

Mas tais grupos também introduzem novos problemas:

- Evitar que os indivíduos vagueiem sozinhos;
- Nutrir os jovens por um longo período de desamparo;
- Distinguir amigos de inimigos;
- Criar cooperação para alcançar os objetivos do grupo;
- Organizar esse grupo.

Vamos agora investigar os mecanismos básicos pelos quais os mamíferos aprenderam a funcionar.

Isolamento é igual a morte

Os animais de rebanho monitoram continuamente a localização de outros membros de sua tribo. Quando não conseguem ver nenhum, seu cortisol sobe. Quando retornam à segurança do grupo, são recompensados com o fluxo de oxitocina.

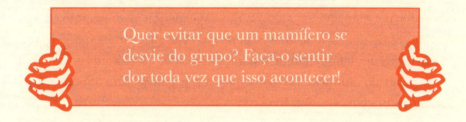

Quer evitar que um mamífero se desvie do grupo? Faça-o sentir dor toda vez que isso acontecer!

A dor emocional ativa uma porção significativa das vias físicas da dor. Não é apenas algo "da sua cabeça", mas uma adaptação de sobrevivência. Ela lhe dá uma razão imediata para se juntar novamente ao grupo, reparar relacionamentos rompidos ou reconsiderar os riscos de agir sozinho. Isso melhora suas chances de sobrevivência.

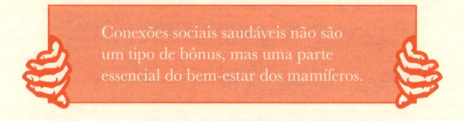

Conexões sociais saudáveis não são um tipo de bônus, mas uma parte essencial do bem-estar dos mamíferos.

O isolamento social é tão prejudicial à expectativa de vida humana quanto o hábito de fumar dois maços de cigarros por dia. O fim de um relacionamento profundo ou a morte de uma pessoa próxima são fatores de risco importantes para a ansiedade ou a depressão.

Mesmo eventos sociais mais amenos, como exclusão do grupo ou alianças sociais rompidas, resultam em uma angústia significativa ao ativar áreas que processam dor – o córtex cingulado anterior dorsal e a ínsula.

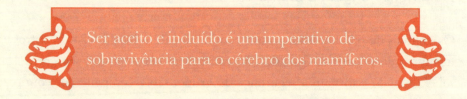

Ser aceito e incluído é um imperativo de sobrevivência para o cérebro dos mamíferos.

Quanto mais você se sente excluído, mais isso é entrelaçado em seu ser. É especialmente marcante quando as crianças experimentam rejeição ou abuso. Em vez de uma sensação de segurança, essas primeiras experiências as prendem em um sentimento de separação e medo. O resultado é um mecanismo de apego disfuncional e consequências negativas para a saúde mental durante toda a vida.

Apego e afeto

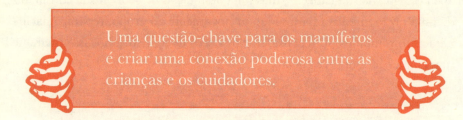

Uma questão-chave para os mamíferos é criar uma conexão poderosa entre as crianças e os cuidadores.

Um mamífero bebê nasce indefeso e completamente dependente do cuidado contínuo dos adultos para um crescimento e desenvolvimento bem-sucedidos.

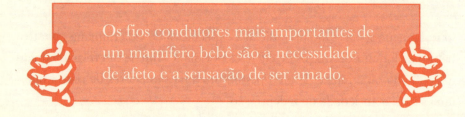

Os fios condutores mais importantes de um mamífero bebê são a necessidade de afeto e a sensação de ser amado.

MAIS SEGURO EM BANDO | 125

O apego bem-sucedido é expresso por abraços, vocalizações, afagos e outros contatos estimulantes. É mais importante do que outras necessidades, como a obtenção de alimentos e água. Sem um apego efetivo, todas as outras necessidades serão ignoradas e o mamífero bebê morrerá.

Para o apego funcionar, tem que existir um desejo recíproco, por parte do adulto, de cuidar do bebê (muitas vezes e de forma mais central, esse papel é da mãe). A área septal do cérebro desloca o equilíbrio de nossa tendência de aproximação e evitação. Essa área é rica em receptores de oxitocina. Se outro animal estivesse um caos de aflição, chorando sem cessar e repetindo comportamentos frustrantes, normalmente tentaríamos evitá-lo. Mas a maioria das mães mamíferas assumem, de modo voluntário, esse papel de cuidado com seus filhotes sob a influência da oxitocina.

A oxitocina entra em ação durante o trabalho de parto para facilitar no nascimento, e também é o que inicia a produção de leite. No entanto, seus efeitos mais duradouros estão na disposição da mãe de cuidar de seus filhotes. É uma substância química multifuncional que influencia o corpo a dar à luz, criar um suprimento de alimentos e incutir um desejo duradouro de nutrir.

Se a área septal for danificada, a mãe pode mostrar menos interesse em cuidar da criança e pode até abandoná-la, e essa criança cresce mais insegura e menos capaz de cuidar de seus futuros filhos. Se os progenitores exercerem uma paternidade e maternidade atenta, os filhos terão uma maior densidade de receptores de oxitocina na área do septo. Isso os tornará, por sua vez, melhores pais para a próxima geração.

Evitação e aproximação

Por fim, à medida que os bebês mamíferos crescem, eles transferem suas ligações maternas para o grupo maior do qual dependerão. Nessa fase, as coisas se tornam muito mais complicadas do que na relação mãe-filho. De repente, eles têm que decidir e identificar quem são os aliados e apoiadores e quem são os forasteiros que querem prejudicá-los.

A oxitocina multiuso entra novamente. Longe de ser a "droga do amor", ela também tem um lado negativo.

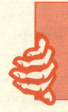
Os mamíferos agirão com agressividade contra os que não gostam e ameaçarão as pessoas de fora.
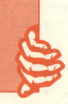

Podemos dizer em um relance se um estranho é socialmente dominante e o quanto ele é confiável. A mãe amorosa é terna e carinhosa com o filho, mas vai entrar em ação e o defendê-lo ferozmente contra todos os estranhos hostis. E não são vistas como prováveis ameaças e tratadas com suspeita e agressividade pelos membros do grupo.

Os efeitos da oxitocina são diferentes nos primatas. As pessoas, em particular, parecem dividir, de modo natural, os demais em uma de três categorias: o grupo de pessoas de quem gostam, o grupo de quem não gostam e os que não conhecem. Se encontrarmos tais estranhos em um ambiente seguro e de apoio onde a oxitocina esteja fluindo, será mais provável que lhes demos o benefício da dúvida.

As pessoas às vezes aceitam desconhecidos em seu grupo de confiança.

Há uma parte do cérebro que ajuda especificamente com o reconhecimento dos aliados. A *área fusiforme da face* (FFA, em inglês) opera separadamente de nosso sistema geral de reconhecimento de objetos. Ela funciona de maneira mais rápida e nos ajuda a reconhecer os outros. Mas só podemos fazer isso com o rosto na posição correta. Alguns macacos arborícolas, que muitas vezes ficam pendurados de cabeça para baixo pela cauda, conseguem reconhecer rostos em qualquer orientação. Uma vez que reconhecemos determinado amigo, processamos a situação através do *córtex pré-frontal medial* – uma parte do cérebro que regula o comportamento social. Prestamos mais atenção aos amigos íntimos, os rostos de estranhos não iluminam essa área do cérebro.

Pessoas com vários graus de autismo não ativam a AFF quando olham para os outros. Em vez disso, elas usam o *giro temporal inferior* – uma área do cérebro que normalmente é usada para processar cenas visuais complexas. Com isso, não veem um rosto completo e o associam a uma pessoa conhecida. Processam as características individuais do rosto como objetos desconectados, sem a capacidade de ler expressões faciais unificadas e reconstroem um rosto visualmente com o mesmo desprendimento que o fazem com objetos inanimados. Por causa disso, não conseguem coletar todas as ricas informações emocionais disponíveis aos outros.

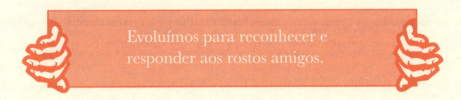

Evoluímos para reconhecer e responder aos rostos amigos.

Status e dominância

Os mamíferos se unem para obter as vantagens da cooperação e apresentar uma frente unida para o mundo exterior. Mas, dentro do próprio grupo, a história é muito diferente: os indivíduos estão sempre competindo. O respeito e a dominância são bons, o status inferior é horrível. A menos que você seja o líder, está constantemente acomodando as necessidades dos outros.

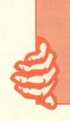

Os indivíduos de primeira linha – tanto machos quanto fêmeas, dependendo da espécie de mamífero – obtêm os muitos benefícios do status elevado.

Esses benefícios incluem comer primeiro, obter os melhores alimentos e ter o apoio de fortes alianças sociais. Essas alianças se estendem a oportunidades mais frequentes de acasalamento com parceiros de status mais elevado e acesso aos melhores cuidados para seus descendentes. Quando você se torna um mamífero dominante e ganha poder, sua testosterona sobe e os níveis de cortisol caem. Você se sente confiante, assertivo e confortável.

Se tem um status baixo dentro do grupo, a vida é muito diferente. Você é o último a comer e muitas vezes passa fome. Está menos seguro fisicamente, pois está na periferia do grupo e isolado. Também tem menos oportunidades de acasalamento – às vezes, nenhuma. Seus genes estão gritando para que você faça algo a respeito dessa situação horrível e o levam a agir influenciado por picos de cortisol. Quando todas as suas escolhas são ruins, você fica mais desesperado e disposto a assumir maiores riscos para melhorar sua situação.

Como pode ver a partir desses resultados fortemente distintos, vale a pena lutar pela dominância e investir nela. Os indivíduos de status superior lutarão para manter a posição, os indivíduos de status inferior farão o mesmo para melhorar a própria posição. A batalha para ser o rei da colina nunca termina.

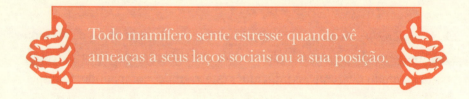

Todo mamífero sente estresse quando vê ameaças a seus laços sociais ou a sua posição.

O cérebro maior nos permite atualizar continuamente informações sobre nosso status dentro do grupo, assim como o status dos outros. Quanto maior o cérebro de um mamífero, mais informações sociais ele consegue processar e atualizar. O cérebro maior nas pessoas e em outros primatas permitem a formação de estruturas sociais complexas e tribos maiores.

Os mamíferos não são capazes de transportar com facilidade alimentos ou outras necessidades de sobrevivência extras. Portanto, investem toda a energia de reserva na construção e manutenção de alianças sociais que podem ser invocadas em momentos de necessidade.

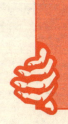

> Os mamíferos estão sempre comparando sua situação com a de outros e investindo em atividades para melhorar a própria posição no grupo.

Capítulo 11
BOA NOITE, BONS SONHOS

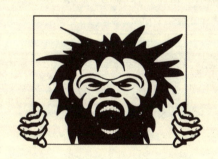

A necessidade universal de dormir

Nossa percepção do mundo depende de estarmos acordados.

A maioria dos comportamentos interessantes e complexos na vida parece acontecer quando estamos acordados. Na melhor das hipóteses, muitas pessoas pensam no sono como um mal necessário e improdutivo. Elas o toleram até poder voltar para uma vida ocupada e às telas cintilantes à sua frente.

Na realidade, o sono é fundamental para a maioria dos animais e insetos na Terra. Quase todas as espécies animais dormem. Somente o descanso, reparo e manutenção regulares podem apoiar a vida. Você consegue tudo isso, e muito mais, durante o sono.

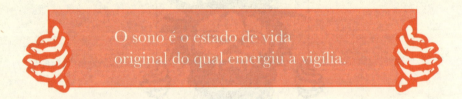

O sono é o estado de vida original do qual emergiu a vigília.

Dormir é uma necessidade absoluta para permanecer saudável e lutar contra a morte o máximo de tempo possível. Quanto mais complexo o cérebro e o sistema nervoso, mais é exigido do sono para sustentar um funcionamento ideal.

Dormir parece ser uma perda de tempo, ou mesmo um perigo, já que nosso cérebro podia estar nos ajudando a combater inimigos, encontrando comida ou procurando oportunidades de acasalamento. Mas, por causa de nosso corpo e cérebro complexos, o sono é fundamental para a limpeza, manutenção e integração das experiências de cada dia. Essa manutenção se aplica não apenas ao indivíduo, mas também à nossa capacidade de funcionar em grandes grupos cooperativos.

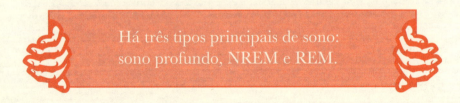

Há três tipos principais de sono: sono profundo, NREM e REM.

Dormir profundamente é, principalmente, para limpar as toxinas e apagar as informações que já não fazem sentido para nossa sobrevivência. É o mais antigo desenvolvimento evolutivo. Durante o sono profundo, perdemos todo o senso de consciência e de percepção do tempo. Todo o córtex assume um único ritmo oscilante de ondas lentas. O sono profundo é usado para sincronizar, reparar e enfraquecer ou remover conexões desnecessárias. O cérebro desperto se preocupa em receber e processar informações em tempo real. No sono profundo, o cérebro volta-se para dentro para aparar as atividades do dia até alcançar o essencial.

O sono NREM (não REM) transfere as memórias de curto prazo do último dia do hipocampo para o neocórtex mais estável e mais adequado a uma recuperação futura de longo prazo.

O sono REM (sigla em inglês para *rapid eye movement,* ou movimento rápido dos olhos) foi desenvolvido posteriormente para realizar novas funções, e só é observado em algumas espécies mais recentes, como aves e mamíferos. Como vamos explorar em breve, os músculos voluntários do corpo são paralisados durante o sono REM. O REM é relativamente fácil de realizar quando se está descansando no chão, mas foi tão essencial que foram criadas respostas especializadas em alguns animais. Por exemplo, algumas aves migratórias fazem pequenas microssonecas REM, suficientemente curtas para evitar que caiam do céu. Da mesma forma, certas espécies de mamíferos aquáticos, como os golfinhos, alternam o sono REM entre seus hemisférios direito e esquerdo. Isso os impede de se afogar – permitindo que eles venham à superfície e respirem conscientemente enquanto parte do cérebro está dormindo.

O sono profundo é carregado frontalmente no início da noite e usado principalmente para podar as conexões neurais desnecessárias. O NREM move então as memórias do armazenamento de curto prazo para o armazenamento de longo prazo. O sono REM é usado para fortalecer certas conexões. Ele se sobrepõe às impressões desse dia sobre a valiosa experiência anterior e as consolida para uso futuro.

O sono humano

O sono humano normal é de aproximadamente sete a oito horas durante a noite. Também é seguido por uma soneca de trinta a sessenta minutos à tarde. E isso independe de geografia ou cultura. Experimentamos uma diminuição em nosso estado de alerta e pressão do sono no meio da tarde, quer decidamos reconhecer e honrar essa necessidade ou não.

O primeiro passo evolutivo do homem moderno foi descer da relativa segurança das árvores na savana africana. Como a vida no solo era muito mais perigosa, houve uma pressão significativa para passar menos tempo dormindo.

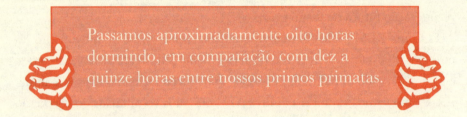

Passamos aproximadamente oito horas dormindo, em comparação com dez a quinze horas entre nossos primos primatas.

O que permitiu um sono mais curto foi muito provavelmente nossa domesticação cultural do fogo, e a reunião em grupos tribais maiores. O fogo afugentou e manteve grandes predadores à distância. Também proporcionou uma fumigação natural, já que a fumaça impedia que os insetos nos mordessem. Alguns vigias cansados muito provavelmente completavam essa cena antiga, mantendo um olhar atento sobre o resto do grupo adormecido.

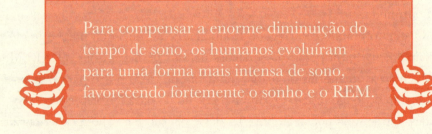

Para compensar a enorme diminuição do tempo de sono, os humanos evoluíram para uma forma mais intensa de sono, favorecendo fortemente o sonho e o REM.

Entre um quarto e um quinto de uma noite normal de sono é dedicado ao REM. Isso está em nítido contraste com uma média de 9% para outros primatas. Não há outras espécies que têm essa proporção maciça de sono REM.

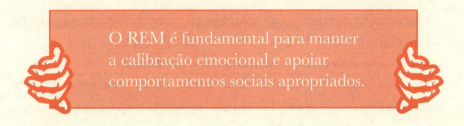

O REM é fundamental para manter a calibração emocional e apoiar comportamentos sociais apropriados.

Sem REM adequado, não podemos medir com precisão expressões faciais ou gestos corporais. Pressupomos o pior sobre as intenções e motivações das pessoas e temos mais probabilidade de percebê-las como uma ameaça. Também não conseguimos regular nossas reações emocionais e agir de forma branda aos outros. Nossa saúde emocional é a base de nossa capacidade de criar grupos grandes, estáveis e unidos. Esse, por sua vez, é o pré-requisito para a formação de nossas sociedades sofisticadas. A civilização e a cooperação bem-sucedida são construídas sobre um sono REM consistente e adequado.

Os efeitos de não dormir

Dois mecanismos importantes regem nosso sono.

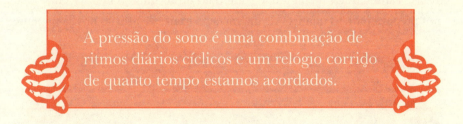

A pressão do sono é uma combinação de ritmos diários cíclicos e um relógio corrido de quanto tempo estamos acordados.

A maioria de nós está familiarizada com o ritmo circadiano de vinte e quatro horas. Ele leva à sonolência cíclica durante a noite e as horas noturnas. Pense nisso como uma onda lenta que se repete todos os dias. O ritmo circadiano cria alerta ou puxa você para sonolência com base na quantidade de luz em seu ambiente. No mundo natural, esse padrão de luz e escuridão foi uma experiência muito consistente. Infelizmente, destruímos em grande parte a confiabilidade do sistema com a presença de luzes artificiais e o ignoramos intencionalmente com consequências devastadoras.

Um segundo mecanismo de sono age como um relógio de pressão de sono contínuo que mede há quanto tempo estamos acordados. Esse temporizador só é reiniciado após um evento de sono significativo.

Enquanto estamos acordados, nosso fígado produz continuamente uma substância chamada *adenosina*. Ela circula em todo o corpo e fica se acumulando dentro das células. Quando se liga aos receptores de adenosina, ela exerce uma pressão poderosa e crescente para descansarmos. Substâncias como a cafeína se ligam aos mesmos receptores e bloqueiam os efeitos da adenosina.

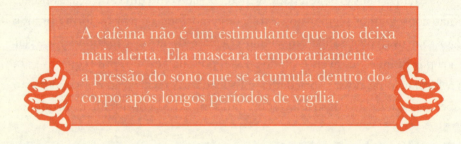

A cafeína não é um estimulante que nos deixa mais alerta. Ela mascara temporariamente a pressão do sono que se acumula dentro do corpo após longos períodos de vigília.

Com um sono adequado, o cérebro sustenta nossa capacidade de aprender, tomar decisões eficazes, melhorar as habilidades físicas e consolidar novas memórias. Também nos ajuda a dar sentido ao nosso mundo interior emocional e nos prepara para as nuances de interações sociais necessárias no dia seguinte.

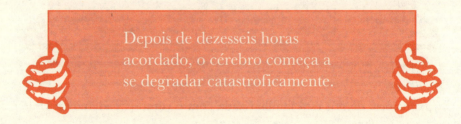

Depois de dezesseis horas acordado, o cérebro começa a se degradar catastroficamente.

Começamos a contar com as partes mais primitivas do cérebro. Normalmente existe uma forte ligação entre a amígdala e o córtex pré-frontal. A amígdala governa emoções fortes, e o córtex pode exercer algum grau de controle e função executiva para sobrepor-se a ela. Pense nisso como um loop de feedback e um sistema autorregulador. A falta de sono quebra essa conexão.

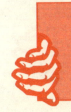 Sem dormir, o cérebro balança loucamente entre os extremos emocionais positivos e negativos.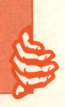

Em muitas circunstâncias, as respostas diferenciadas e a autorregulação se tornam impossíveis. Durante a privação de sono, e por algum tempo depois, nosso corpo fica preso no modo luta-fuga-paralisia. Ele está operando em um piloto automático primitivo de modo de sobrevivência.

Qual é a importância do sono para nosso bem-estar mental?

Considere o seguinte:

- Os distúrbios do sono estão fortemente associados ao abuso e ao vício em substâncias;
- As chances de recaída por uso de drogas são muito maiores quando não conseguimos nos autorregular;
- Toda grande doença psiquiátrica envolve sono desregulado;
- Se você não conseguir dormir direito logo na primeira noite após o aprendizado, nunca consolidará as informações, independentemente de conseguir ou não "colocar o sono em dia" depois.

E não é apenas o cérebro que sofre por causa do sono inadequado. É muito mais provável que você sofra um acidente de carro se estiver cansado. A privação de sono é um fator que contribui mais para os acidentes do que dirigir enquanto está incapacitado. Os acidentes são quarenta vezes mais prováveis quando você está cansado e debilitado! Você também tem muito mais probabilidade de morrer de muitos tipos de câncer e de sofrer derrames e ataques cardíacos.

E não se pode compensar isso tomando comprimidos para dormir. Tais remédios só "o deixam inconsciente" ao paralisar seus músculos voluntários.

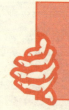 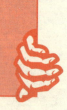

> Os comprimidos para dormir não oferecem nenhum dos benefícios restauradores do sono.

Você também está enfraquecendo seu sistema imunológico. A privação de sono o torna muito mais suscetível a várias infecções bacterianas e virais, e também prolonga o tempo de recuperação de lesões. Quando você fica doente, seu sistema imunológico aumenta a pressão do sono para forçar o descanso no leito e facilitar a recuperação.

> O sono natural regular e adequado é o suporte essencial da vida diária.

Sono REM

O sono humano prossegue em ciclos de aproximadamente noventa minutos. Durante cada ciclo, caímos em sono profundo, seguido por NREM e REM. Pense como se fosse uma máquina de lavar. A primeira parte do ciclo lava a bagunça e a sujeira com sabão. A segunda parte é como um amaciante que reforça e dá apoio a novas informações-chave. A terceira parte funde os novos aditivos permanentemente com o tecido existente de nossas experiências passadas.

Não apenas o sono REM acontece no final de cada ciclo de sono, mas também é mais pesado à medida que a noite avança. Cada ciclo de sono consecutivo tem uma porcentagem maior de sono REM. O último ciclo é o que tem a maior quantidade.

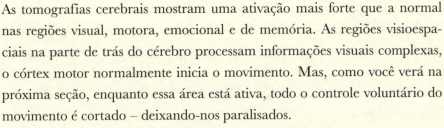

Quando dormimos menos de seis horas, estamos perdendo um grande pedaço de nosso tempo de processamento REM da noite.

As tomografias cerebrais mostram uma ativação mais forte que a normal nas regiões visual, motora, emocional e de memória. As regiões visioespaciais na parte de trás do cérebro processam informações visuais complexas, o córtex motor normalmente inicia o movimento. Mas, como você verá na próxima seção, enquanto essa área está ativa, todo o controle voluntário do movimento é cortado – deixando-nos paralisados.

A amígdala e o córtex cingulado também ficam altamente ativos – gerando e processando emoções. Por fim, o hipocampo e áreas adjacentes se ocupam do processamento de memórias autobiográficas. As áreas mencionadas anteriormente chegam a ficar até um terço mais ativas do que quando estamos acordados! Ao mesmo tempo, há uma desativação nas partes que controlam o pensamento lógico racional. Junte tudo isso e o que você obtém é um mecanismo de simulação.

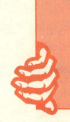

O sonho REM é uma mescla de vívidas experiências emocionais do dia anterior e de histórias loucas e descontroladas sem as amarras do realismo.

Cerca de um terço a metade dos nossos temas de sonho estão diretamente ligados a acontecimentos que vivenciamos durante o dia. Eles se concentram em temas que nos preocupam emocionalmente. Essa repetição da memória acontece durante o sono REM muito mais devagar do que na vida real – talvez até em metade ou um quarto da velocidade. A repetição lenta nos dá tempo para processar e integrar todas as informações disponíveis. Isso também explica por que a duração de nossa trama subjetiva nos sonhos muitas vezes parece ser bem maior do que o tempo passando no mundo real.

As informações do dia anterior são efetivamente processadas e combinadas com nossa experiência de vida. Isso forma um modelo atualizado estável e coerente do mundo. Nós conectamos os novos acontecimentos uns com os outros e os combinamos com nossas experiências anteriores.

Ao mesmo tempo, as fortes emoções que acompanharam os eventos do dia podem ser eliminadas porque não são mais úteis. Imagine que você tinha queimado a mão acidentalmente no fogão. O evento vívido precisaria ser lembrado no futuro – incluindo o que o levou até ele. No entanto, você não quer reviver o trauma em sua intensidade original toda vez que traz a memória à tona.

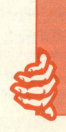
> O sono REM atua como uma terapia suave, separando as informações que precisam ser lembradas do contexto original altamente emocional.
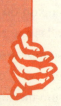

Se esse processo for interrompido, a reencenação traumática da memória continuará a acontecer. Isso é comumente visto entre as pessoas que sofreram transtorno de estresse pós-traumático (TEPT). Não por acaso, é mais provável que elas não consigam dormir bem após tais eventos traumáticos.

> O sono REM recalibra nossa capacidade de ler com precisão as expressões faciais alheias.

Sem dormir, nossas impressões de outras pessoas ficam distorcidas. Supomos que elas querem nosso mal ou estão negativamente predispostas em relação a nós. O sono REM permite nos reajustar todas as noites para que estejamos prontos para navegar com precisão em nosso mundo social, bem como para responder adequadamente a ele. Quanto mais sono REM tivermos, melhor se torna nossa capacidade de fazer isso. Com o sono curto, experimentamos o mundo como um lugar ameaçador, e a adotamos uma tendência-padrão ao viés do medo. Essa capacidade de recalibração emocional se acende antes de nossa transição para a adolescência. É quando começamos a prestar uma atenção especial ao comportamento de nossos pares.

Sonhos como ensaio para eventos perigosos

O cérebro consolida os acontecimentos novos e interessantes de cada dia em memórias de longo prazo. Ele também joga fora informações que não são mais necessárias.

Mas há outra razão vital para que passemos uma parte considerável de nossa vida adormecidos. O fato de o cérebro desligar o controle motor voluntário durante o REM nos dá uma dica sobre outro propósito crítico do sono.

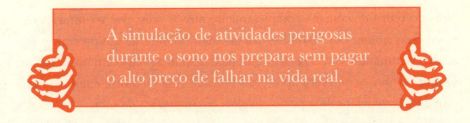

A simulação de atividades perigosas durante o sono nos prepara sem pagar o alto preço de falhar na vida real.

O mundo dos sonhos noturnos é frequentemente um pesadelo literal de cenários de luta ou fuga que se repetem sem parar. Você é a estrela dessa absurda cavalgada de experiências. Muitos sonhos envolvem perigos físicos e emocionais, e suas tentativas de lidar com eles: você é banhado pelo medo e pela raiva, e experimenta um estresse enorme. Em todas as culturas, os sonhos mais comuns são os de ser atacado ou perseguido. Outros temas universais incluem afogamento, estar perdido ou preso, estar doente ou morrendo, ficar ferido, estar nu em público (e outras ameaças sociais) ou ser pego em algum tipo de desastre natural ou provocado pelo homem.

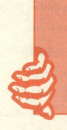 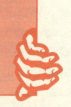

> O mundo dos sonhos é frequentemente povoado por uma grande variedade de circunstâncias aterrorizantes que somos forçados a enfrentar.

Nós fugimos, ou lutamos, ou nos esforçamos para tentar lidar com as situações. Não há maneira de nosso cérebro saber que os sonhos não são reais. Esse é o objetivo.

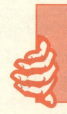

> Ao paralisar nosso corpo, estamos seguros para praticar eventos físicos perigosos durante o sono REM.

Nosso cérebro desconecta completamente nossos músculos voluntários durante essas simulações. Isso assegura que não caiamos de um precipício por acidente enquanto somos perseguidos pelo urso imaginário em nosso sonho. O pior que nos acontecerá após essas lutas de vida ou morte é nos assustarmos e nos sentarmos de supetão envoltos em uma poça de suor.

Naturalmente, todos os músculos involuntários necessários para nos manter vivos continuam a funcionar durante a REM. Isso inclui a respiração e a circulação.

As pessoas são muito boas em simulações voluntárias enquanto estão acordadas. Tem sido demonstrado que a visualização de lançamentos livres de basquete bem-sucedidos melhora tanto o desempenho quanto a prática real. O cérebro nos proporciona um treinamento forçado de simulação para eventos de sobrevivência de alto risco todas as noites de nossa vida. Isso nos permite experimentar com segurança abordagens inovadoras para a solução de problemas.

Lembrar, aprender e ser criativo

O sono é fundamental para a aprendizagem e a consolidação de novas informações factuais.

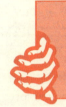 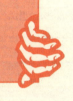

> Se você não dorme bem na noite depois de aprender, perde a capacidade de consolidar a memória.

O sono imediato é necessário, e nenhuma quantidade de sono recuperado nas noites seguintes ajudará. Dormir é o que impede que você esqueça. O tempo a mais passado acordado além do normal resulta em uma decadência mais rápida das memórias.

A razão é simples: as informações factuais são armazenadas diariamente no hipocampo. Após uma noite de sono adequada, elas são movidas e devidamente integradas às informações existentes no neocórtex, que é um lugar muito mais estável para a recuperação posterior. O trabalho de transferência acontece principalmente durante as partes não REM (NREM) de cada ciclo de sono.

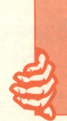 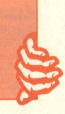

> Uma noite de sono adequada elimina as lembranças de curto prazo para dar lugar a novas e guarda as importantes em um armazenamento de longo prazo.

Ao acordar, você está pronto para aprender novas informações e ter os principais fatos guardados com segurança para uso futuro. Também pode ter acesso a memórias das quais não conseguiu se lembrar no dia anterior.

Há fortes evidências de que podemos ajudar a selecionar quais fatos serão mais fortemente consolidados à noite. Dormir é um processo inteligente que escolhe a que memórias prestar atenção. Isso se baseia em parte em como as codificamos durante o processo de aprendizagem.

A consolidação de novas habilidades físicas também acontece durante o sono. Após o REM adequado, nossas habilidades se tornam mais automáticas e melhoram em termos tanto de velocidade quanto de precisão. O REM vai ganhando mais peso ao longo da noite. Privar-se do último ciclo de sono de noventa minutos desfará muitos dos benefícios da prática física anterior.

Outra função vital do sono é integrar novas informações com as impressões acumuladas de toda a nossa vida até hoje. Em outras palavras, novas conexões entre as áreas do cérebro são formadas ou fortalecidas. O cérebro REM se ocupa de construir conexões não óbvias e distantes por padrão.

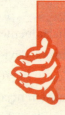

> O sono REM nutre a criatividade e nos permite obter novos conhecimentos para resolver problemas.

Capítulo 12
MACACO VÊ, MACACO FAZ

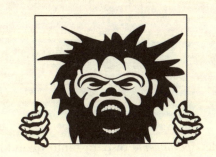

Neurônios espelho

Em macacos e outros primatas superiores, um fato estranho foi descoberto. A área pré-motora no cérebro (também conhecida como F5) se ilumina quando os macacos realizam certos gestos, mas também se ilumina quando eles veem outro animal fazendo os mesmos movimentos. O cérebro do observador age como se estivesse fazendo o gesto ao mesmo tempo que o animal que está sendo observado.

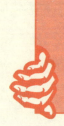
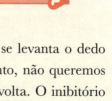

> Os neurônios espelho disparam quando movemos nosso corpo e também quando observamos outros fazendo as mesmas ações. Fazer e ver são unificados.

O sistema clássico de *espelhamento* dispara tanto quando se levanta o dedo quanto quando se vê outra pessoa fazendo isso. Entretanto, não queremos ser forçados a copiar os gestos e ações de todos à nossa volta. O inibitório sistema de *superespelhamento* nos detém quando observamos os outros, mas ele não está ativo quando iniciamos nossos próprios movimentos voluntários.

Os neurônios espelho existem em todo o cérebro e funcionam de várias maneiras. Alguns disparam apenas por certos gestos ou movimentos, outros disparam quando assistem a um vídeo de outro movimento, outros ainda respondem apenas a animais vivos nas proximidades. Alguns só disparam quando a ação está escondida da vista – reagindo como se pudessem imaginar o que estava acontecendo. Alguns neurônios espelho estão sintonizados em direção a um objetivo ou recompensa específica. Por exemplo, neurônios espelho especializados disparam apenas quando você está comendo algo, em vez de simplesmente o manipulando.

Imitação

O mundo dos répteis é bastante simples. Ao encontrar outro animal, um lagarto tem que decidir se é alimento, se representa uma ameaça ou se pode ser um companheiro em potencial. Mas os mamíferos têm que fazer distinções muito mais discretas, além de cooperar.

Muitos outros animais têm vocalizações complexas e seus próprios idiomas. No entanto, isso serve a fins muito básicos, tais como atrair companheiros ou afugentar ameaças potenciais. Os mamíferos são bem mais sofisticados. Eles reconhecem indivíduos específicos dentro de seu grupo e conhecem seu lugar na hierarquia social. Utilizam essas informações para navegar entre as alianças em constante mudança.

Como os mamíferos podem cooperar se não conseguem falar usando linguagem verbal complexa?

A resposta é a linguagem corporal. Os mamíferos detectam as menores alterações nas expressões faciais e nas posturas. É um tesouro de informações. Mesmo entre os humanos modernos, foi demonstrado que as palavras que dizemos desempenham apenas um papel menor no que comunicamos. Transmitimos mais pelo tom de voz, mas a maior parte da informação é obtida através da linguagem corporal.

Os seres humanos modernos estão por aí há pelo menos 200.000 anos. No entanto, evidências de cultura como arte, religião, língua e ferramentas complexas surgiram há cerca de 50.000 anos. No período que se seguiu, nossa espécie avançou por imitação: pequenas melhorias na construção de abrigos, criação de ferramentas e táticas de caça poderiam ser passadas de um indivíduo para outro. A prática continuou através de muitas gerações enquanto imitávamos uns aos outros. Um círculo virtuoso de feedback da cultura aprendida nos trouxe até onde estamos hoje.

Mesmo o período prolongado de impotência das crianças humanas oferece muitas vantagens evolutivas. Para um pai, muitas vezes parece que os bebês estão fazendo cocô, chorando ou comendo o tempo todo. As crianças pequenas estão na verdade observando e imitando internamente os adultos ao seu redor. Como há muito a aprender de sua tribo, a observação oferece uma vantagem poderosa mais tarde na vida.

Entrando na mente alheia

O ponto de entrada na cabeça de outra pessoa é o espelho. Não precisamos imaginar o que ela está sentindo. Ao espelhar suas ações, podemos replicar diretamente seu estado mental dentro de nosso cérebro. Essa incrível capacidade de ler mentes opera o tempo todo, mesmo quando não estamos tentando entender de modo consciente o processo de pensamento de outra pessoa.

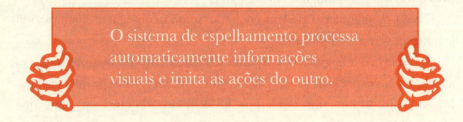

O sistema de espelhamento processa automaticamente informações visuais e imita as ações do outro.

Mas apenas observar a ação não é suficiente. Temos que simular o que está acontecendo na cabeça de outra pessoa para entender e atribuir sentido às ações.

Como crianças em desenvolvimento, chegamos a um ponto em que percebemos que outras pessoas, por suas próprias razões, se comportam de forma diferente de nós, e veem a vida a partir dessas perspectivas únicas. Esse desenvolvimento crítico é chamado de *teoria da mente* pelos psicólogos. Em outras palavras, entendemos, em algum momento, que precisamos desenvolver um modelo do que está dentro da cabeça de outras pessoas. Uma vez que o fazemos, podemos navegar com elas em nossa dinâmica social.

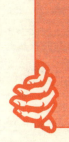

> A compreensão dos pensamentos e motivações do outro é chamada de mentalização. Envolve a simulação das respostas de outra pessoa com base em nosso conhecimento disponível sobre ela.

Como mamíferos, precisamos ser capazes de operar com eficácia dentro de nosso grupo. Ser capaz de prever os pensamentos dos que nos rodeiam é fundamental para nossa sobrevivência. Temos que conseguir prever reações na estratégia que estamos considerando. Como essas reações não são automáticas, prevê-las exige esforço.

Pegar comida do chefe em um evento da empresa evocaria uma reação diferente do que pegá-la do prato de seu amigo íntimo, com um sorriso no rosto. Precisamos ser capazes de prever a cadeia de consequências resultantes, dependendo do contexto e das pessoas envolvidas.

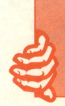

> Imaginar as reações de pessoas específicas nos permite aumentar as recompensas sociais e minimizar a dor social.

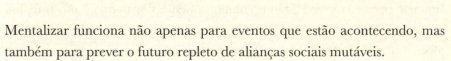

Mentalizar funciona não apenas para eventos que estão acontecendo, mas também para prever o futuro repleto de alianças sociais mutáveis.

O pensamento social e a mentalização são capacidades críticas e têm sistemas dedicados no cérebro. Enquanto a mentalização está em andamento, outros sistemas cerebrais envolvendo inteligência fluida, raciocínio não social e memória de trabalho são desativados. Ao contrário do simples espelhamento de ações físicas, a mentalização pode ser desativada ou desligada se estivermos distraídos ou concentrados em outra tarefa consciente de raciocínio.

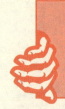
> Podemos pensar em relações sociais ou conceitos abstratos – mas não em ambos ao mesmo tempo.

O pensamento social não é algo que só façamos de forma consciente. Ele ocupa literalmente cada momento livre – tanto quando estamos acordados como quando estamos dormindo. Quando nossa mente não está ocupada por pensamentos conscientes, ela não fica adormecida. Em vez disso, voltamos a simular cenários sociais – tentando ganhar uma vantagem de sobrevivência em nossas futuras interações com os outros. Regiões similares do cérebro também se iluminam enquanto sonhamos durante o sono REM.

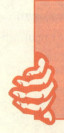
> Nossa mente varia para um pensamento social de forma automática – o que nos prepara para ver o mundo a partir das perspectivas de outras pessoas.

Empatia e simpatia

Imitar e prever com exatidão o comportamento dos outros é um trabalho muito árduo. Por isso, nosso cérebro, pão-duro com energia, muitas vezes toma um atalho. Tendemos a imaginar que outras pessoas são como nós: agem como nós, pensam como nós e gostam das mesmas coisas que nós. Com efeito, praticamos a Regra de Ouro: trate os outros como você quer ser tratado.

Para ir além dessa limitação, temos que nos engajar na teoria da mente. Entendemos que o que outras pessoas acreditam e querem é diferente de nossos desejos e objetivos.

Para ser empático, é necessário que três processos distintos se unam:

- **Leitura da mente:** espelhar e mentalizar para entender o que o outro está pensando;
- **Afetação de correspondência:** sincronizar seu estado mental e ações e gestos externos com os deles;
- **Motivação empática:** querer ajudar a pessoa de forma proativa, com pouca consideração por suas próprias necessidades.

Se a corrente for quebrada em qualquer ponto, não ocorrerá um comportamento empático.

Por exemplo, quando vemos a expressão facial de outra pessoa, nosso rosto imediatamente se transforma em uma configuração sutilmente semelhante. Mas, se uma pessoa é incapaz de imitar, ela não lê bem as emoções dos outros. Isso pode acontecer devido a um derrame ou pela paralisação voluntária dos nervos do rosto com injeções de botox.

Durante a afetação de correspondência, podemos ativar a rede de dor e sofrimento alojada na ínsula anterior e nas áreas do córtex cingulado anterior dorsal. Isso pode acontecer até quando estamos lendo sobre um evento doloroso que acontece com outros.

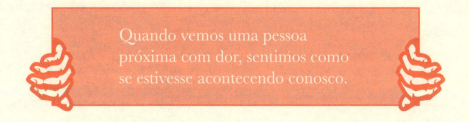

Quando vemos uma pessoa próxima com dor, sentimos como se estivesse acontecendo conosco.

Mesmo que sintamos a dor do outro, a reação pode nem sempre ser uma motivação para ajudar. A maioria das pessoas se sente empática quando coisas ruins acontecem com pessoas boas ou com aquelas que estão desamparadas.

Entretanto, se percebermos que alguém está fazendo o mal, nossa reação pode mudar e até mesmo variar de acordo com o sexo. Em certo experimento social, trapaceiros receberam leves choques elétricos como punição. As mulheres que observavam isso ainda reagiam com empatia. Os homens não só tiveram uma resposta empática menor, mas ativaram seus centros de

152 | A MENTIRA DA RACIONALIDADE

recompensa. Eles aparentemente experimentaram algum prazer com a punição justa do outro. Como vocês verão em capítulos posteriores sobre cultura, temos prazer em fazer cumprir as regras e normas sociais do nosso grupo.

Durante a afetação de correspondência, podemos chegar a um comportamento de evasão em vez do desejo de ajudar. Uma vez que assumimos as emoções de outro, podemos nos sentir tão enojados que queremos sair do estado o mais rápido possível. Como também observei anteriormente, se a área septal for danificada, ela é menos capaz de pegar as entradas convergentes de outras áreas do cérebro e transformá-las em ação útil.

PARTE III
CABEÇUDOS DESASTRADOS

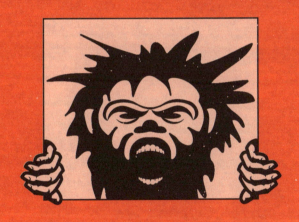

Capítulo 13
INÍCIO HUMILDE

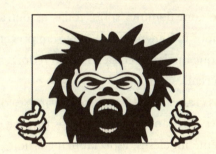

Não somos incríveis?!

Podemos nos comunicar instantaneamente com bilhões de pessoas em qualquer parte do planeta. Voar pelos céus a centenas de quilômetros por hora é tão dramático quanto nos sentarmos nas poltronas reclináveis de nossa sala de estar. Podemos lançar naves espaciais para fora do poço gravitacional da Terra e através de dezenas de bilhões de quilômetros – além do alcance externo do sistema solar. Também podemos incinerar milhões de pessoas em uma bola de fogo nuclear com o apertar de um botão.

Devemos ser os mestres do espaço e do tempo – seguros em nosso lugar único no universo e com domínio sobre todas as outras vidas no planeta! Simplesmente surgimos totalmente formados, sem precedentes e qualitativamente melhores do que qualquer coisa ao nosso redor!

Hora de cair na real...

Os povos antigos eram lentos, fracos, cansavam-se com facilidade e eram predadores ineficazes. A visão ruim, os reflexos lentos e o olfato grosseiro os tornavam praticamente indefesos, especialmente à noite. Mesmo sendo onívoros, nossos avós distantes definitivamente não estavam no topo da cadeia alimentar. Por mais de dois milhões de anos, eles perambularam pelas planícies africanas com medo de serem mortos por superpredadores.

Comiam várias plantas, cavavam o chão em busca larvas e insetos e capturavam um animal pequeno ou pássaro ocasionalmente. Caçar presas maiores era um acontecimento raro e, quando eles colocavam as mãos em alguma, era mais provável que fossem os restos de carniça de outro predador.

Sim, o cérebro maior ajudava um pouco. Mas não era uma vantagem crucial.

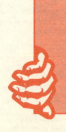

> Os primeiros seres humanos foram atores marginais no cenário mundial – sobrevivendo por muito tempo nos limites de ecossistemas animais mais eficazes.

INÍCIO HUMILDE | 159

As lutas e os triunfos de nossos antepassados se desenrolaram durante longos períodos. As marcas desse ambiente estão conosco ainda hoje. Buscamos paisagens que ofereçam boas linhas de visão para detectar perigos, bem como um refúgio para fugir deles. Na arte da paisagem, somos atraídos pela camuflagem ou proteção certa (árvores para escalar), água doce (na forma de riachos ou lagos) e alimentos (a biodiversidade de clareiras florestais mistas). Parece que mesmo nosso senso de estética e beleza está ligado ao ambiente que nos ajudou a sobreviver.

Precisamos do contato com a natureza para estarmos em equilíbrio e ter uma vida saudável. Os ambientes urbanos nos colocam muitas tensões, o *transtorno do déficit de natureza* passou a ser reconhecido como uma questão médica. Apenas vinte a trinta minutos por dia em um ambiente natural demonstraram reduzir significativamente os níveis de cortisol.

O grau de facilidade para caminhada nos bairros urbanos está altamente correlacionado com o peso médio das pessoas que neles moram. Nosso desempenho em tarefas cognitivas tem se mostrado melhor quando passamos tempo na natureza, incluindo parques em áreas urbanas. O resultado é que paisagens como aquelas em que evoluímos são mais saudáveis para nossa mente e nosso corpo.

Outros seres humanos arcaicos

Seria errado supor que as pessoas modernas fossem o único ramo viável da árvore humana. A evolução continuou a experimentar e a espalhar suas apostas. Pelo menos três linhagens de pessoas migraram para fora da África em vários momentos e até coexistiram.

Nossos ancestrais comuns *Homo heidelbergensis* se aventuraram fora da África entre 500.000 e 600.000 anos atrás. Uma população se espalhou pela Europa e pela Ásia ocidental e ficou conhecida como Neandertais. A outra foi para o leste na Ásia e no Pacífico e ficou conhecida como Denisovanos.

Algumas das pessoas que permaneceram na África tinham, há 250.000 anos, se tornado nossos ancestrais diretos *Homo sapiens*. Há cerca de 70.000 anos, alguns deles também foram expulsos para a Eurásia e encontraram seus primos antigos. Cerca de 50.000 anos atrás, *Homo sapiens*, Neandertais e Denisovanos ocupavam, às vezes, os mesmos habitats. Eles podem ter estado a ponto de se tornarem espécies diferentes.

Há 30.000 anos, somente o *Homo sapiens* permanecia em todo o mundo.

O que aconteceu com os Neandertais e Denisovanos?

Os genes contam a história. Entre 1 e 4% do DNA exclusivamente humano nos europeus e no Oriente Médio é de Neandertais. Da mesma forma, até 6% do DNA dos habitantes das ilhas do Pacífico é de Denisovanos, assim como o de alguns australianos aborígenes.

Nenhuma das populações originais da África Oriental mostra qualquer evidência de DNA de Neandertal ou Denisovano. Não houve migração reversa dos exploradores humanos arcaicos para a África, o *Homo sapiens* se espalhou por todo o mundo. Em vários tempos e lugares, eles encontraram agrupamentos de nossos primos antigos. Estes ou foram mortos, ou derrotados, ou enterrados fora da existência.

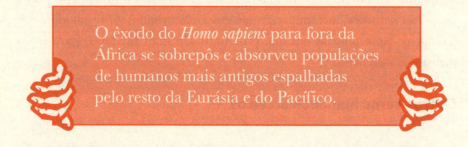

O êxodo do *Homo sapiens* para fora da África se sobrepôs e absorveu populações de humanos mais antigos espalhadas pelo resto da Eurásia e do Pacífico.

Dreno cerebral

Primatas como os lêmures foram nossos ancestrais comuns há 65 milhões de anos. Há cerca de 25 milhões de anos, os símios se separaram dos macacos. Entre seis e oito milhões de anos atrás, os humanos também se separaram dos orangotangos, gorilas, chimpanzés e bonobos, nessa ordem.

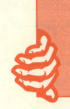 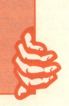

> Diferenciamo-nos de outros grandes símios na capacidade de andar eretos e em nosso cérebro maior.

Alguns traçam uma linha instransponível entre essas diferenças e nosso atual domínio do planeta. Na realidade, cada uma dessas mudanças evolutivas teve perdas significativas.

Andar ereto libera nossas mãos para carregar objetos, assim como ferramentas artesanais e utilitárias, mas isso nos torna mais fracos e lentos, porque só podemos usar dois dos quatro membros para a locomoção. Também coloca uma tensão em nossos joelhos, quadris e coluna vertebral, porque mais peso de carga está concentrado ali. Os ombros antes fortes também se atrofiaram em uma área mais fraca. Mais tensão foi colocada em nosso pescoço para equilibrar e estabilizar uma cabeça maior em um único suporte central. Nosso legado vertical nos deu joelhos ruins, costas e pescoços doloridos e ombros com tendência a sofrer lesões.

O cérebro maior nos permite aprender com nosso ambiente e administrar as complexas relações necessárias para manter grupos tribais cooperativos maiores. Mas ele o faz extraindo uma energia esmagadora em troca.

> O cérebro humano moderno requer enormes quantidades de energia para funcionar.

Nosso cérebro é apenas cerca de 2 a 3% de nossa massa corporal, mas requer entre 25% e 35% de nossa energia de repouso para funcionar. Isso é especialmente surpreendente quando comparado com a média de 8% de outros grandes cérebros de símios.

Todos os organismos precisam equilibrar as necessidades concorrentes. Então como os primeiros seres humanos compensaram a voraz demanda de energia de seu cérebro? Como já vimos, uma adaptação foi ter corpos físicos mais fracos. Isso reduziu as exigências para mantê-los. A outra adaptação foi dedicar menos tempo para encontrar e comer alimentos.

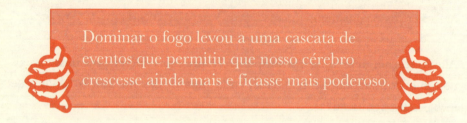

Dominar o fogo levou a uma cascata de eventos que permitiu que nosso cérebro crescesse ainda mais e ficasse mais poderoso.

Nossos ancestrais diretos *Homo erectus*, assim como os Neandertais, usavam o fogo como parte de sua vida diária há mais de 300.000 anos.

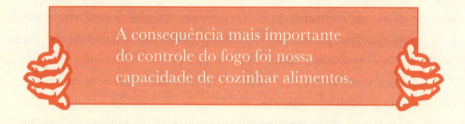

A consequência mais importante do controle do fogo foi nossa capacidade de cozinhar alimentos.

A culinária teve vários benefícios importantes para as pessoas:

- Matar germes e parasitas perigosos: diminuição do risco de doenças e morte;
- Aumentar a gama de alimentos comestíveis: alimentos básicos modernos como trigo e arroz, além de tubérculos como batatas, não eram comestíveis antes do advento do cozimento;
- Tornar mais rápido a mastigação e ingestão de alimentos: compare a única hora por dia que as pessoas precisam gastar se alimentando com as cinco horas passadas pelos chimpanzés, que têm que mastigar todos os seus alimentos em estado bruto;
- Pré-digerir alimentos: o que exige menos trabalho para nosso sistema digestivo aproveitar e liberar todo o conteúdo de energia dos alimentos.

INÍCIO HUMILDE | 163

A corrida armamentista evolucionária havia começado.

Os alimentos cozidos permitem intestinos mais curtos e sistemas digestivos mais eficientes. A mandíbula foi ficando menor, já que nossos dentes não precisavam ter tanto trabalho ao mastigar. Essa evolução continua até hoje, como qualquer pessoa que tenha tido seus dentes do siso extraídos pode atestar.

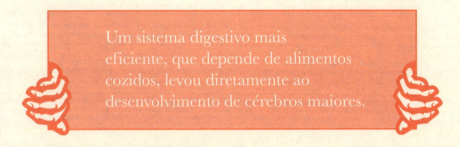

Um sistema digestivo mais eficiente, que depende de alimentos cozidos, levou diretamente ao desenvolvimento de cérebros maiores.

Em um incrível golpe de misericórdia, o cérebro tinha resolvido seu próprio enigma. Ele pensou em algo que o levou diretamente a ficar maior e mais poderoso em seus próprios descendentes!

Num piscar de olhos evolucionário, há 150.000 anos, nossos antepassados da África Oriental que utilizavam o fogo passaram a ser quase exatamente como nós. Completos com mandíbulas menores e cérebros gigantes, eles saltaram rapidamente para o topo da cadeia alimentar. O mundo nunca mais foi o mesmo.

Capítulo 14
BEBEZÕES

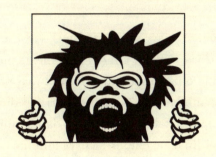

166 | A MENTIRA DA RACIONALIDADE

Cérebros grandes exigem crânios grandes.

O nascimento de bebês de grande porte criou seu próprio conjunto de problemas:

- Perigos de parto para a mãe;
- Adaptações do bebê;
- Período prolongado de desamparo e imaturidade;
- Maior investimento em cada cria.

Morte por bala de canhão

Conheci muitas mulheres que contaram histórias assustadoras por dar à luz a bebês enormes por via vaginal. Graças à medicina moderna, os riscos de a mãe morrer durante o parto são muito baixos, mas não era assim em um passado distante. As mulheres geralmente morriam durante o processo de nascimento. O tamanho totalmente dilatado da abertura cervical no útero é de dez centímetros! Imagine empurrar para fora uma cabeça do tamanho de uma bola de beisebol durante horas ou mesmo dias de trabalho de parto ativo – uma façanha verdadeiramente heroica...

Uma maneira de lidar com isso é esquecer a dor do parto depois, para que você esteja disposta a passar por essa experiência de novo. Os receptores canabinoides do corpo são efetivamente integrados ao sistema reprodutivo da mulher. Mesmo que não embotem a experiência da dor, eles ajudam a evitar que ela seja lembrada. Durante o parto, os níveis de anandamida, o endocanabinoide do "êxtase", quadruplicam e até ajudam nas contrações.

Os bebês têm de passar não só pelo útero e pelo canal de parto, mas também pelos ossos da própria cintura pélvica. Os quadris das mulheres são relativamente largos. Os homens procuram automaticamente esses "quadris maternais". Em todas as culturas, uma relação cintura/quadril próxima a 0,7 é considerada a mais atraente. Os homens, num relance, selecionam companheiras que possam ser bem-sucedidas ao dar à luz, mas há um limite prático para a largura dos quadris. Ao contrário de outros primatas, as mulheres têm uma pélvis relativamente grossa para suportar o peso de andar em pé. Isso, por sua vez, torna a cintura pélvica mais estreita.

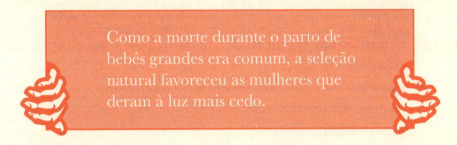

Como a morte durante o parto de bebês grandes era comum, a seleção natural favoreceu as mulheres que deram à luz mais cedo.

A cabeça do bebê ainda era relativamente pequena e flexível para que as chances de um nascimento bem-sucedido fossem maximizadas. Se a mulher tivesse mais chances de sobreviver a um parto, aumentariam as chances de ela ter mais bebês.

Aberrações neonatais

Para lidar com um cérebro gigante, os bebês humanos desenvolveram algumas adaptações bizarras.

- **Crânios multipartes:** os recém-nascidos têm uma configuração flexível do crânio que consiste em placas desconectadas e tecido macio entre elas. Muitos bebês têm um grande ponto macio no topo da cabeça (a fontanela) que pode levar até dezoito meses para se fechar e fundir. Dessa forma, a cabeça do bebê pode ser espremida através do canal de parto com mais facilidade e permitir que o cérebro cresça rapidamente após o nascimento antes de o crânio se fundir;
- **Nascimentos prematuros:** os primeiros três meses após o parto são às vezes chamados de "quarto trimestre". Durante esse tempo, o bebê muitas vezes fica no ciclo noite-dia inverso que manteve no útero. Ele prefere ser bem embalado, para simular o ambiente familiar do útero apertado. O cérebro e os sistemas vitais do corpo permanecem muito subdesenvolvidos durante esse tempo;

- **Crescimento rápido do cérebro:** os chimpanzés, nossos grandes primos símios mais próximos, nascem com o cérebro com um pouco menos da metade de seu eventual tamanho adulto. Em bebês humanos, o cérebro é apenas um quarto do tamanho adulto. O crescimento maciço do cérebro ocorre até a idade de 5 anos e continua de forma mais comedida até o início dos 20 anos. A maior parte do desenvolvimento do cérebro humano ocorre fora do útero. Isso permite uma adaptação muito maior ao ambiente a nível individual.

Aprendizes impotentes

Uma girafa bebê cai de dois metros de altura no chão…

Pode ficar de pé em meia hora e começa a andar depois de mais meia hora.

As girafas são um exemplo perfeito de mamífero precoce. Tais animais são relativamente autossuficientes ao nascer. Os chimpanzés filhotes conseguem se agarrar à mãe dentro de um dia – bem diferente de bebês humanos absolutamente indefesos. As pessoas são os animais nidícolas por essência. Somos incapazes de nos mover por conta própria e necessitamos de apoio intensivo muito tempo após o nascimento.

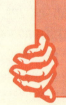
> As crianças dependem dos adultos por muitos anos para obter alimentação, conforto, proteção e educação social.
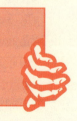

Não é apenas a mãe que cuida da criança. É necessário o envolvimento ativo de todo o grupo. Como exploramos anteriormente, isolamento é igual à morte para os mamíferos. Isso é especialmente verdadeiro para os bebês humanos. O apego bem-sucedido à mãe e a forte ligação com os membros da tribo são apoiados a nível químico, o que assegura que a criança seja cuidada e nutrida.

As recompensas são poderosas.

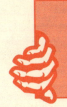 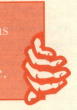

> As crianças humanas podem ser educadas e socializadas em um grau muito maior do que as crias de qualquer outra espécie.

Embora as crianças não sejam uma lousa em branco, elas podem ser profundamente moldadas pelo ambiente e pelas forças sociais do entorno.

Capítulo 15
MACACOS SEXY

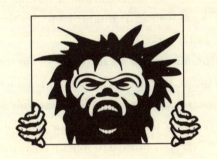

Somos promíscuos?

Algumas pessoas querem encher o mundo com canções de amor bobas...

E fizeram isso. Mais de 90% das canções, consistentemente em todas as culturas e épocas, têm a ver com namoro ou relacionamentos. A centralidade desse tema não é fora do comum, já que a reprodução é o primeiro imperativo de toda a vida. Com uma espécie altamente social como os seres humanos, ela ocupa muito do nosso tempo e atenção.

Mas será que o par romântico para toda a vida é o estado natural e desejável das coisas? Será que nos encontramos, nos apaixonamos e vivemos felizes para sempre? Vamos tirar as muitas camadas de crenças culturais e religiosas e procurar pistas na biologia básica.

Entre os mamíferos, apenas 3 a 5% das espécies são monogâmicas. Pesquisas recentes sugerem que os machos aceitam a monogamia quando não conseguem dominar as fêmeas de sua espécie. Outra exceção é quando o acesso às fêmeas é difícil. Isso pode ser devido à densidade populacional ou ao alcance operacional ampliado. Nessas condições, o solteiro fará uma aposta mais significativa em ter descendência com apenas uma fêmea. Em contraste, mais de 90% das espécies de mamíferos são altamente promíscuas. Tanto os machos quanto as fêmeas podem ter múltiplos parceiros sexuais – às vezes até no mesmo dia.

Nossos grandes primos símios mais próximos exibem uma grande variedade de estratégias de acasalamento. Os orangotangos são uma espécie solitária cujos membros se reúnem ocasionalmente para fazer sexo. Mas eles não formam laços de longo prazo, e as mães criam os bebês sozinhas. Os gorilas operam em grupos dominados por um único macho alfa, esses animais têm uma habilidade exclusiva de acasalar com fêmeas maduras em seu harém. Não há competição real com outros machos para fazer sexo, portanto os testículos de um gorila são pequenos e aconchegados dentro de seu corpo para proteção.

Os chimpanzés vivem em grupos com múltiplos machos e fêmeas, e são promíscuos. Testes genéticos sugerem que metade dos bebês chimpanzés não estão sendo criados por seus pais biológicos. Os chimpanzés machos aproveitam todas as oportunidades para acasalar. Os bonobos (também conhecidos como chimpanzés-pigmeus) são altamente promíscuos. Eles fazem sexo como uma forma de cimentar alianças sociais, assim como para substituir a agressão. Tanto os chimpanzés quanto os bonobos têm testículos relativamente grandes, pendurados ao ar livre, e são oportunistas no que diz respeito a acasalamento.

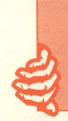 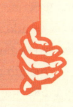
Os homens têm testículos externos. Mas eles são muito menores do que os de nossos primos chimpanzés e bonobos – indicando menos promiscuidade.

A ejaculação mais de duas vezes por dia tem mostrado reduzir drasticamente a contagem de espermatozoides nos homens. Embora existam haréns ocasionais em populações humanas, eles são, em sua maioria, um resultado de status: surgem a partir dos recursos de um indivíduo em particular. Mas isso é diferente dos haréns universais de gorilas em nível de espécie.

A tendência básica dos seres humanos é para a monogamia em série.

Longos períodos de monogamia apoiam o desamparo prolongado de bebês e crianças humanas. A mãe, o pai e a tribo de parentes próximos exigem cuidados incansáveis e contínuos. É necessário um forte vínculo de casal entre a mãe e o pai até que a criança possa funcionar por conta própria. Não estamos preparados para a monogamia vitalícia, mas investimos em fortes laços com o par durante muitos anos para criar os filhos.

Por sua vez, o pai tem que estar altamente seguro de que o bebê é dele antes de se comprometer com seus cuidados. Na maior parte do tempo, os pais acertam nisso. Há evidências históricas de que a incidência de pais que criam um filho que não o seu é constante em aproximadamente 1%. Uma adaptação que tem ajudado é a tendência de o bebê se parecer mais com o pai ao nascer. Os

174 | A MENTIRA DA RACIONALIDADE

pais, bem como todos os seus parentes, são mais propensos a aceitar a criança se compartilham uma aparência semelhante. Aos 2 anos, esse efeito desaparece e a criança tem a mesma probabilidade de se parecer com qualquer um dos pais.

Outra forma de garantir a paternidade é ter relações sexuais com uma virgem. O hímen intacto da mulher, embora não infalível, torna altamente provável que o primeiro homem a ter relações sexuais com ela seja o pai do bebê gerado. Ter um hímen intacto faz da mulher uma companheira mais desejável em um ambiente de paternidade incerta.

Quando um homem escolhe uma parceira sexual, também ocorre um tipo diferente de seleção para companheiras de longa duração. Os padrões universais de beleza feminina incluem simetria facial – indicando bons genes. Uma aparência facial infantil com rostos mais largos e olhos maiores também é preferida. Essas características infantilizadas são um marcador de juventude e vitalidade, o que é importante para criar várias crianças juntas.

Os seios humanos são outra peça do quebra-cabeça que aponta para laços monogâmicos de longo prazo. As mulheres são os únicos mamíferos femininos com seios permanentes. Outras têm seios pronunciados somente quando estão alimentando seus filhotes. As mulheres os adquirem antes de atingir a maturidade sexual e os mantêm muito tempo após a menopausa. Na maioria das vezes, eles são preenchidos com gordura para manter sua forma, e não com o leite necessário para a amamentação.

Eles são funcionalmente supérfluos. Mas os seios das mulheres são um mecanismo de sinalização sexual. A maioria dos primatas se aproxima de seus parceiros por trás. A versão humana disso seria o volume arredondado das nádegas, que se abrem e tornam a vagina acessível para penetração.

Mas, conforme as pessoas começaram a andar eretas, a vagina também migrou em direção à frente do corpo. A apresentação agachada da visão sexual traseira tornou-se muito mais rara. Os dois montes substitutos, os seios, migraram para a frente visível do corpo e era assim que uma mulher podia ser reconhecida instantaneamente como sexualmente madura e disponível. Essa orientação também apoiava uma ligação mais forte entre os pares. O ato sexual se torna muito mais pessoal, cara a cara.

No entanto, a visão da monogamia em série é muito simplista.

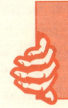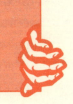

> Fortes evidências também apontam para um grau significativo de promiscuidade humana.

Vamos esclarecer uma coisa: só porque há uma tendência à monogamia em série não significa que as pessoas não gostem de fazer sexo – muito sexo. Noventa por cento do sexo é recreativo e não cronometrado para acontecer na fase ovulatória. As mulheres têm ovulação oculta, e não há evidência de um conhecimento instintivo do tempo em humanos. Fazemos sexo com entusiasmo até quando sabemos que não haverá concepção – durante a gravidez e após a menopausa. Entretanto, todo esse sexo pode não ser com o mesmo parceiro.

Aqui estão algumas dicas de que a promiscuidade sempre foi bastante comum:

- **Bloqueio do esperma:** uma porcentagem minúscula de espermatozoides avança e pode chegar ao óvulo em trinta minutos. A maioria dos espermatozoides fica para trás e forma um tampão mucoso como uma defesa para manter o esperma do próximo homem fora. Os espermatozoides podem sobreviver dentro da mulher por três a cinco dias;
- **Espermatozoides mais ativos:** depois de mostradas fotos de pessoas fazendo sexo, as amostras de esperma dos homens tinham maior grau de motilidade (espermatozoides mais ativos e móveis). Na presença de competição potencial, os homens fazem melhores nadadores;
- **Sucção do pênis:** o pênis humano tem um eixo grosso e uma cabeça de cogumelo larga. É muito diferente dos pênis afunilados, em formato de cenoura, de nossos primos bonobos. Ao ser puxado para trás durante uma estocada, o pênis humano pode criar uma espécie de vácuo e sucção do esperma depositado pelo homem anterior. Há até mesmo evidências de que os homens estocam mais profunda e rapidamente após possíveis incidentes de infidelidade;

176 | A MENTIRA DA RACIONALIDADE

- **Sexo de boas-vindas:** quando um homem está longe de sua parceira há muito tempo, há uma chance de ela ter estado com outra pessoa no ínterim. Sua contagem de espermatozoides durante as relações sexuais seguintes será maior do que o normal. Sua libido também é maior – levando-o a fazer sexo o mais rápido possível como uma forma de assegurar-se contra possíveis relações sexuais com terceiros que possam ter ocorrido;

- **Excitação masculina ao ver sexo:** ao ver um casal fazer sexo, os homens ficam excitados. A perspectiva visível de uma potencial oportunidade de acasalamento, mesmo em um ambiente competitivo, excita-os;

- **Receptividade feminina:** ao contrário das fêmeas de muitas espécies, as mulheres são sexualmente receptivas o tempo todo, não apenas quando são férteis. Isso se estende até mesmo aos momentos em que elas estão menstruadas. As mulheres que estão mais disponíveis para seus parceiros podem manter esse interesse, o que minimizará a probabilidade de que os homens se afastem e façam sexo com outras.

Caçando, coletando e transando

Vamos dar uma olhada em nosso passado para entender melhor as condições sob as quais nossos antepassados pré-agrícolas desenvolveram sua sexualidade. Esse foi nosso ambiente durante milhões de anos. Apesar da complexidade desconcertante do mundo moderno, nossa evolução sexual teve lugar nas vastas planícies da África.

Pequenas tribos de algumas dezenas de pessoas vagueavam por aí, vendo apenas ocasionalmente outros seres humanos. Não havia assentamentos permanentes, portanto, os grupos se movimentavam com frequência. O estilo de vida tinha que ser muito portátil. Além das crianças, somente os itens mais essenciais podiam ser transportados, e eles eram compartilhados entre todos os membros da tribo conforme necessário. A propriedade privada não era um conceito importante. Os adultos mais velhos que não podiam contribuir ou acompanhar fisicamente eram muitas vezes deixados para trás em prol da sobrevivência do grupo.

Havia muito mais coleta do que caça. A procura de alimentos ocupava a maior parte do tempo. O estilo de vida ativo, fortes conexões sociais e uma grande variedade de alimentos resultavam em uma vida relativamente longa e saudável. Isso, é claro, se você sobrevivesse às armadilhas do nascimento e da primeira infância. Acidentes, ferimentos, encontros com animais e infecções eram as principais causas de morte de adultos. Não havia riqueza externa nem posses a serem comparadas. O sucesso consistia em fortes amizades, alianças e interações sociais memoráveis.

Devido ao pequeno tamanho tribal, havia muito poucas hierarquias de status comandadas por ditadores dominadores. A cooperação de todos os membros do grupo era necessária para que ele sobrevivesse. Devido a isso, homens e mulheres estavam em uma posição social muito mais igualitária. Ambos eram livres para assumir parceiros sexuais à vontade. Uma mulher podia ser íntima de vários homens e mulheres ao longo do tempo. Não havia uma grande opção de parceiros adequados dentro desses grupos menores. Era importante manter a diversidade genética para evitar a consanguinidade. Há evidências de que as pessoas acham os parceiros geneticamente diversos mais atraentes com base apenas em seu cheiro.

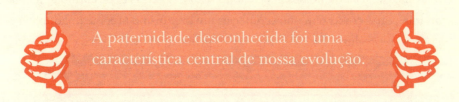

A paternidade desconhecida foi uma característica central de nossa evolução.

Uma boa mãe continuava a ter relações sexuais enquanto estivesse grávida – possivelmente com vários parceiros. Isso assegurava o cuidado e a atenção paternal de muitos homens na criação de seus filhos. Como um homem nunca poderia ter certeza de quais filhos eram exatamente seus, cada um demonstrava uma preocupação ampla e igualitária com todos os jovens. Era um grupo pequeno com forte parentesco, e as linhas paternas muitas vezes se confundiam. A orientação de um homem para com os outros era amorfa e desconhecida, de irmão-primo-pai-tio. Em qualquer caso, eles eram provavelmente parentes próximos.

A evolução não se preocupa especificamente com você. Ela não opera no nível do organismo individual. As pessoas vêm e vão, mas nossos genes são notavelmente estáveis e capazes de se propagar.

A maneira mais direta de garantir a sobrevivência de seus genes é ter filhos. A outra maneira é apoiar a sobrevivência de parentes próximos que compartilham alguns de seus genes. Os laços de parentesco eram frequentemente bem próximos dentro de cada grupo tribal de pessoas.

Dedicamos esforços para ajudar aqueles que são mais próximos de nós. É aqui que a incerteza paterna desempenha outro papel fundamental. Temos certeza da mãe e de toda a linha materna, pois podemos ver quem carrega e dá à luz a criança. Se olharmos para a ajuda que podemos esperar dos avós, surge um padrão claro: as avós maternas dão o maior apoio e os avôs paternos são os que menos o oferecem. Eles têm uma dupla incerteza – se o filho era dele, e se o neto era filho de seu filho. O avô materno e a avó paterna caem entre os outros dois, como seria de se esperar.

Sexo de alto risco

Do ponto de vista de nossos genes, todo sexo é de alto risco. Para que a vida continue, duas coisas têm que acontecer: um organismo precisa amadurecer e depois se reproduzir. Esse é o imperativo primordial mais básico e poderoso.

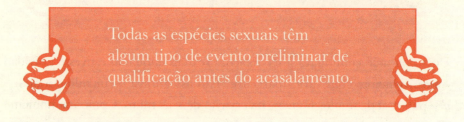

Todas as espécies sexuais têm algum tipo de evento preliminar de qualificação antes do acasalamento.

Elas querem garantir que somente os mais aptos tenham a chance de continuar a linhagem. Alguns desses eventos são relativamente mansos – como o canto de cortejo de um pássaro. Outros envolvem competição direta entre múltiplos pretendentes. Outros ainda exigem que os machos paguem com a vida por uma chance de acasalar e jogar seus genes para a próxima geração.

Com tanto em jogo, poderosos sistemas cerebrais reptilianos assumem o controle. A oportunidade de acasalar é altamente valorizada e todos os esforços estão focados nela – prevalecendo sobre outros objetivos de sobrevivência.

> Quando os homens estão em um estado de excitação, eles se tornam mais impulsivos, se envolvem em comportamentos de alto risco e se concentram em recompensas a curto prazo.

A presença de mulheres atraentes prejudica a capacidade dos homens de usar o autocontrole ou retardar a gratificação. Isso é verdade mesmo quando eles simplesmente veem fotos de pesssoas atraentes. Os homens também filtram qualquer coisa em seu ambiente que não os ajude a atingir o objetivo de oportunidade de acasalamento. Quando excitados, são mais propensos a mudar de opinião sobre sua disposição de fazer sexo desprotegido ou de embebedar sua parceira para ela consentir sexualmente.

Os homens pensam muito mais em sexo do que as mulheres. Eles são mais propensos a fantasiar e imaginar múltiplas parceiras sexuais. Também são focados no visual, com as dimensões emocional e tátil atenuadas. Os homens também querem "chegar lá", mais rápida e diretamente, para garantir sua chance de se reproduzir.

Assimetria sexual

Os seres humanos são uma espécie *sexualmente dimórfica*. Há diferenças significativas nas dimensões física, cognitiva, emocional e comportamental. Ambos os sexos procuram impressionar um ao outro, embora de maneiras diferentes, para serem mais atraentes no mercado de acasalamento.

Frequentemente, eles vão a extremos para fazer isso – mesmo correndo o risco de se machucarem ou prejudicarem.

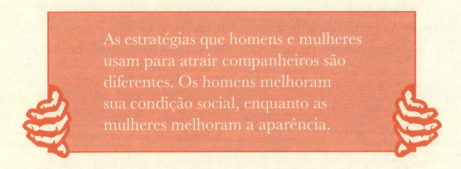

> As estratégias que homens e mulheres usam para atrair companheiros são diferentes. Os homens melhoram sua condição social, enquanto as mulheres melhoram a aparência.

Há pontos em comum no que ambos os sexos estão procurando. Inteligência e gentileza estão no topo da lista. Mas outras prioridades são muito diferentes com base nas próprias expectativas e necessidades um do outro. A assimetria básica surge de seus respectivos investimentos como pais potenciais.

No cenário extremo, o homem tem essencialmente uma capacidade ilimitada de produzir esperma. Portanto, seu objetivo é tentar acasalar com o maior número possível de mulheres. Se houver um grupo social forte para apoiar a mãe, o homem pode negligenciar completamente o cuidado de seus filhos. Eles sobreviveriam e até prosperariam devido ao cuidado coletivo de outros.

Biologicamente, a mulher está jogando por apostas muito mais altas. Ela tem que carregar o bebê com sucesso até o nascimento e evitar morrer durante o parto. Depois disso, deve suprir todas as necessidades do bebê indefeso, inclusive carregá-lo e amamentá-lo por muitos meses ou mesmo anos. Para evitar isso, os pais costumam ser muito cuidadosos com suas filhas pequenas quando elas atingem a maturidade sexual.

Sinalização dos homens

A capacidade de proteger e promover os interesses a longo prazo de seus filhos é a qualidade que as mulheres estão procurando.

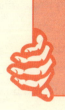

> As mulheres são atraídas por homens de status elevado ou por aqueles com potencial para se tornarem um.

Dependendo da posição social atual do homem, ele usará a estratégia apropriada para provar sua conveniência.

> Um homem de status elevado evidenciará esse status.

Se alguém já tem domínio social e recursos significativos, ele os exibirá.

- Roupas de status elevado;
- Bens e moradias de luxo;
- Deferência social de outros;
- Presentes luxuosos de conquista, um anel de noivado caro mostra a tolerância do pretendente à dor financeira.

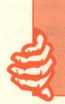 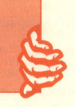

> Um homem de status inferior destacará sua capacidade de alcançar status no futuro.

Se você não é um homem dominante de alta patente, tem que mostrar vontade de fazer o que for preciso para melhorar sua posição social. Tem que haver demonstrações concretas (geralmente na presença da mulher) para que um parceiro em potencial aposte em você.

- Atletismo e disposição para assumir riscos físicos: esportes radicais e rituais de iniciação dolorosos;
- Trabalhos heroicos: soldado, bombeiro, policial, salva-vidas;
- Assumir riscos financeiros: jogos de azar, *day trade*;
- Domínio físico e agressão: vontade de lutar, subjugar, ou mesmo matar outros.

No início da vida, as mulheres são tipicamente atraídas por variações desse "*bad boy*". Mas elas as abandonarão se a trajetória desejada em direção a um status elevado não parecer provável de se materializar.

Sinalização das mulheres

No início da vida, as mulheres estão em sua própria guerra competitiva para atrair os melhores companheiros. Mas suas armas são diferentes daquelas dos homens.

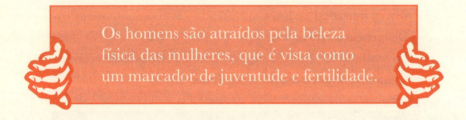

Os homens são atraídos pela beleza física das mulheres, que é vista como um marcador de juventude e fertilidade.

Curvilínea ou magra, já discutimos o desejo dos homens por seios fartos e quadris maternos. O clássico "corpo de ampulheta" é visto como atraente não por causa de algumas normas culturais mutáveis, mas por causar um grito primordial profundo dentro dos homens – sinalizando os melhores companheiros para carregar seus genes. Universalmente, a relação cintura/quadril mais atraente em todas as culturas está dentro de uma faixa muito estreita de 0,68 a 0,72. E, antes de começar a discutir se isso é simplesmente algum tipo de estética visual objetiva em nossa cultura, entenda que mesmo os homens que nascem cegos têm a mesma preferência e conseguem detectá-la pelo toque. É algo muito instintivo.

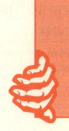

> O "corpo de ampulheta" é a forma corporal universalmente desejada, e as mulheres modificam sua aparência para alcançá-la.

As mulheres não dotadas dessas proporções ideais disfarçam suas fraquezas ou as compensam de diversas maneiras. Quadris de aparência estreita podem ser ampliados pelo uso de vestidos com babados para criar mais volume. Com o uso de saltos altos, o bumbum pode ficar mais empinado para criar um visual mais proeminente e sexualmente acessível. Os saltos altos também fazem as pernas parecerem mais longas. Isso se correlaciona com a preferência de ambos os sexos de estar com parceiros cujas pernas são cinco por cento mais longas do que a média. Cinturas largas podem ser dolorosamente afinadas por espartilhos apertados. Um busto mais reto pode ser melhorado cirurgicamente com implantes.

O rosto também inclui vários marcadores de aptidão genética que os homens consideram belos.

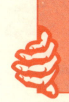 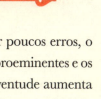

> Características simétricas e infantis e a evidência de excitação tornam o rosto das mulheres mais atraentes para os homens.

A simetria facial é óbvia. Se a programação genética contiver poucos erros, o resultado será mais simétrico. As maçãs do rosto mais largas e proeminentes e os grandes olhos infantis são outro indicador da juventude. A juventude aumenta a probabilidade de a mulher sobreviver ao parto e ter vitalidade para cuidar de uma criança. Ela também tem o potencial de gerar vários filhos.

Sinais de excitação, incluindo lábios inchados e pupilas dilatadas, também tornam as mulheres mais atraentes para os homens, mesmo que elas não estejam conscientes disso. Essa é uma das razões pelas quais muitos clubes e bares são escuros – a pouca luz garante a dilatação das pupilas.

As mulheres praticam rotineiramente uma variedade de técnicas para criar uma aparência facial mais jovem e mais desejável:

- Coloração do cabelo (para esconder os fios grisalhos);
- Injeções de botox (para minimizar as rugas);
- Peeling a laser (para suavizar marcas e preencher a pele);
- Injeções de colágeno (para deixar os lábios mais carnudos);
- *Lifting* facial e de olhos (para se livrar da flacidez e queda aparentes).

Uma variedade de procedimentos de embelezamento tópicos também é amplamente praticada:

- Batom chamativo (para atrair a atenção para a boca);
- Sombra nos olhos e rímel (para criar olhos aparentemente maiores);
- Base (para cobrir rugas e criar a impressão de uma pele mais jovem).

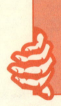
Vestimentas e uma variedade de rituais de embelezamento são usados pelas mulheres para aumentar a atratividade.

A biologia do amor

Excitação sexual e amor não são a mesma coisa. Eles compartilham algumas sensações de prazer, mas há também diferenças importantes.

Uma variedade de sentimentos e comportamentos é ativada pelo "apaixonamento":

- Intenso prazer;
- Obsessão;

- Supressão do apetite;
- Desejo sexual;
- Distorções em nosso julgamento sobre a outra pessoa.

Imaginamos que as boas características da pessoa sejam mais do que boas, e minimizamos as más qualidades. Gostamos mais de nós mesmos quando estamos em uma relação romântica. Tudo assume uma gama emocional mais ampla – altos mais altos e baixos mais baixos.

Uma região-chave do cérebro nesse processo é a *área ventral tegmental* (em inglês é conhecida pela sigla VTA). Não deve ser surpresa que ela seja rica em receptores de dopamina e faça parte dos circuitos de prazer no cérebro. Apaixonar-se tem os mesmos efeitos químicos eufóricos que a cocaína e a heroína.

Nossa visão distorcida da pessoa amada também vem da desativação do córtex pré-frontal, que está envolvido em fazer julgamentos. Não é surpreendente que esse tipo de desativação também ocorra em pessoas com transtorno obsessivo-compulsivo.

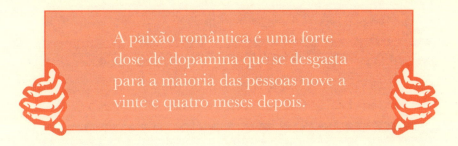

A paixão romântica é uma forte dose de dopamina que se desgasta para a maioria das pessoas nove a vinte e quatro meses depois.

Depois disso, a relação amadurece para algo mais comum – torna-se o novo normal. Uma porcentagem muito pequena de pessoas consegue manter o estado de paixão por períodos mais longos, mas isso é relativamente raro.

Os orgasmos também produzem recompensas intensas com base em dopamina, mas são breves. Durante um orgasmo, o raciocínio social e os centros de julgamento do cérebro são desativados. Nossos movimentos corporais tornam-se incontroláveis. O "brilho posterior" da experiência libera oxitocina e facilita a ligação e o forte apego. Esse é outro exemplo da natureza

186 | A MENTIRA DA RACIONALIDADE

adaptando a funcionalidade existente do cérebro (necessária para a ligação entre mãe e filho) para outro propósito (ligação de casal).

Assim como com outros eventos e substâncias que ativam os circuitos do prazer, orgasmos também criam potencial para o vício. O vício sexual segue o mesmo curso que as drogas opioides. Em primeiro lugar, desenvolve-se uma tolerância, exigindo cada vez mais sexo para alcançar o mesmo prazer. Por fim, o prazer se transforma em uma necessidade compulsiva de obter uma "onda" frequente e deixa de ser uma espécie de união cósmica estonteante com outra pessoa. Os sintomas de abstinência física e psicológica também podem surgir se o viciado em sexo parar abruptamente. O desejo permanece, e não é raro que a pessoa retorne a um comportamento sexual compulsivo de novo e de novo.

Capítulo 16
VOU LHE CONTAR UMA HISTÓRIA

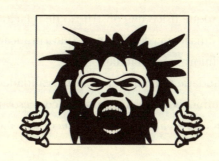

As funções da linguagem

Os humanos conquistaram o mundo em parte por causa de nossas habilidades linguísticas únicas. É verdade que outras espécies também têm vocalizações complexas e vocabulários relativamente grandes. No entanto, são usados principalmente para fins básicos como acasalamento, exibições de dominância, alertas de perigo e acalmar os pequenos.

A linguagem humana é uma ferramenta poderosa e flexível, e serve a muitas funções:

- Substituir o toque físico na construção de relacionamentos pessoais;
- Servir como uma forma de baixo custo para praticar habilidades sociais;
- Comunicar informações factuais;
- Impor causalidade e significado a uma realidade caótica;
- Possibilitar uma cooperação complexa com estranhos totais;
- Transmitir ideias e valores para fortalecer as tribos culturais.

Nossa nova capacidade cerebral gigantesca evoluiu para compreendermos a dinâmica dos grupos sociais. Entre outros mamíferos, a harmonia pode ser mantida principalmente através de rituais de preparação e cuidados físicos. Em grupos humanos maiores, isso se decompõe. Segundo algumas estimativas, teríamos que passar mais de quarenta por cento de nossas horas de vigília apenas cuidando uns dos outros para obter os mesmos benefícios sociais.

A linguagem permite que a gente "se toque" verbalmente e requer muito menos tempo. Um ocasional "eu te amo" ou "ótimo trabalho neste relatório!" serve à mesma necessidade funcional sem o grande investimento de tempo. Transferimos o vínculo inicial de nossa mãe para um círculo mais amplo de pessoas em nosso grupo. Os elogios sociais e a aceitação verbal servem para nos fazer sentir seguros e cuidados.

Contação de histórias e leitura de mentes

Contar histórias é uma forma de leitura mental. Já vimos a capacidade de tipos específicos de neurônios-espelho para imitar as ações de outras pessoas. As histórias vão muito além.

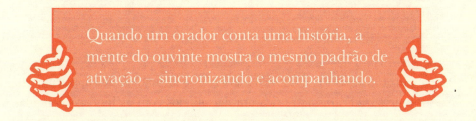

Quando um orador conta uma história, a mente do ouvinte mostra o mesmo padrão de ativação – sincronizando e acompanhando.

Em falantes da mesma língua, a narração da história é sincronizada em um padrão cerebral consistente:

- Centros auditivos (os sons da fala);
- Centros iniciais de linguagem (a compreensão das palavras);
- Centros de linguagem (a sintaxe das sentenças);
- Processamento de ordem superior (extrair o significado da história completa).

Falantes de idiomas diferentes têm as mesmas ativações de significado em seu cérebro quando ouvem uma versão traduzida da história. O importante não é a representação audível, mas o conteúdo da história.

Entretanto, uma advertência importante: nossos sistemas de crenças específicos influenciarão radicalmente a interpretação de uma história.

Por exemplo, imagine se você crescesse na Espanha. Você ouve a história de um famoso matador que habilmente despachou um touro de carga feroz com uma estocada hábil de sua espada. Para você, o significado da história pode estar ligado à preparação diligente, habilidade, coragem pessoal e honra do matador.

Um ativista dos direitos dos animais de outro país veria a mesma história de forma diferente. Pensaria que ela narrava a tortura gratuita e o assassinato de um animal indefeso. Também poderia desprezar o público cuja própria presença permitia que a prática brutal continuasse. Mesmos fatos e narrativa – resultados muito diferentes.

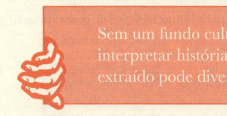
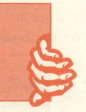

Sem um fundo cultural comum para interpretar histórias, o significado extraído pode divergir radicalmente.

Não importa se a história é ficção ou fato nem o formato de sua apresentação. Nossos antepassados distantes ficaram encantados com as histórias contadas junto às chamas cintilantes de uma pequena fogueira de acampamento. Podemos compreender suficientemente bem a carta escrita nas páginas de um romance para formar uma visão poderosa dos personagens e de suas experiências. Ler uma história é semelhante a lembrar ou experimentar um evento vívido.

Vivemos a vida como um filme tridimensional que se desdobra linearmente no tempo. As histórias formam uma estrutura elaborada o suficiente para que nossa mente preencha os espaços em branco restantes. Usamos a narrativa como uma espécie de realidade de segunda mão.

Gritamos sobre os perigos inesperados na tela do filme sabendo que eles são parte de uma experiência visual fabricada. Nos envolvemos em jogos tridimensionais e mundos de realidade virtual projetados para que possamos explorar.

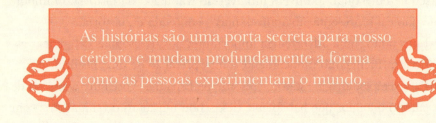

As histórias são uma porta secreta para nosso cérebro e mudam profundamente a forma como as pessoas experimentam o mundo.

Consumir histórias influencia nossas crenças, nos ensina fatos, altera nossos comportamentos futuros e muda nossa personalidade. Elas moldam insidiosamente nossa mente sem nosso consentimento ou conhecimento. Quanto mais convincente for a história, mais efeito ela terá sobre nós. As pessoas que estão mais absorvidas em determinada história tendem a moldar suas crenças subsequentes em uma direção consistente com a história.

Você não precisa ser especialista em propaganda para entender que nossos valores mais profundos podem ser mudados pelas histórias que consumimos. Elas contornam sem esforço as defesas lógicas e conscientes, e moldam nossas crenças centrais, que são muito bem guardadas. Quer as escolhamos ativamente, quer as permitamos passivamente, quer sejam forçadas a nós, não podemos escapar dos poderosos efeitos das histórias.

Ordem fora do caos

Não recebemos apenas histórias de fora. Nosso cérebro também cria algumas. Estamos conectados desde o nascimento para buscar a causalidade – a ideia de que os eventos se sucedem de forma previsível.

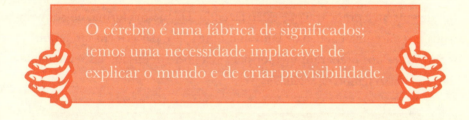

O cérebro é uma fábrica de significados; temos uma necessidade implacável de explicar o mundo e de criar previsibilidade.

Quantidades enormes de informações estão fluindo pelo o cérebro o tempo todo. Não podemos processar tudo isso, mas precisamos entender padrões sutis no mundo. Procuramos por explicações causais. Isso pode nos colocar em apuros se os eventos forem realmente desconectados e aleatórios. Os apostadores acreditam, erroneamente, em marés de sorte e perdem muito dinheiro. Eles estão tentando impor ordem em eventos inerentemente aleatórios e independentes, como são os sucessivos lançamentos de dados.

Isso também se aplica à interpretação de eventos sociais. As teorias da conspiração vêm de nossa necessidade incontrolável de criar narrativas convincentes e significativas, especialmente se nos sentirmos impotentes diante de determinadas circunstâncias.

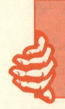

> Se não encontrarmos padrões significativos, nosso cérebro imporá seus próprios padrões, mesmo que eles sejam falsos.

Simulando experiências sociais

Hollywood é uma poderosa indústria de contadores de histórias. No entanto, os videogames interativos ultrapassaram-na recentemente em tamanho financeiro. As simulações potenciais oferecem um tipo mais imersivo de narração de histórias. Através da capacidade de controlar o desdobramento do enredo, os jogos são um poderoso golpe.

A simulação é a chave para a sobrevivência humana. Como já vimos, os neurônios espelho permitem às pessoas compreender as ações e estados mentais de outrém e praticar o que estão fazendo. Da mesma forma, nossos pesadelos nos dão uma chance de enfrentar ameaças e perigos em um ambiente seguro. Eles nos preparam melhor para reagir a circunstâncias semelhantes durante nosso tempo de vigília.

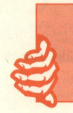 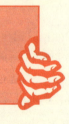

> As histórias nos permitem praticar as principais habilidades necessárias em nossa vida social.

A grande maioria das histórias envolve pessoas, ou animais com características humanas. Muitas histórias nos permitem viver eventos emocionais extremos sem ter que passar por eles nós mesmos. Temas recorrentes poderosos incluem amor, relacionamentos, superar desafios, poder, subjugação e medo da morte.

> Nas histórias, podemos experimentar sentimentos fortes sem pagar o preço.

Todas as histórias, apesar da variedade de diferenças superficiais, compartilham uma estrutura básica. Em uma história, queremos algo e precisamos superar obstáculos para alcançá-lo. A história procede de forma confiável a partir da complicação, passa pela crise e, finalmente, chega à resolução. À sua maneira, grande ou pequena, cada história tem um herói enfrentando algum tipo de problema e lutando para superá-lo.

Amor extasiante, desesperança total, ódio e raiva homicida: tudo isso e muito mais estão disponíveis para experimentação. Você pode ser um assassino sem remorsos, um criminoso patológico, uma pessoa íntegra diante de uma escolha terrível ou um herói disposto a dar a própria vida para o bem maior.

Nosso coração anseia pelo reencontro com nossa amada distante. Reagimos com raiva e repugnância quando testemunhamos a crueldade insuportável infligida pelos poderosos aos subjugados. Nossa pulsação se acelera e se forma um suor úmido à medida que sentimos a determinação misturada com uma ansiedade terrível antes de entrarmos na batalha contra todas as probabilidades.

No entanto, no final, ainda estamos vivos.

Atiçamos as últimas brasas moribundas da fogueira, fechamos as páginas de um livro ou saímos do cinema escuro para a luz brilhante do dia e estamos ilesos. Ficamos profundamente emocionados e talvez até mudados. A história foi acrescentada ao nosso armazém de experiências. Tivemos a oportunidade de praticar, sem os riscos de nos envolvermos com os comportamentos reais.

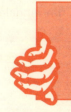 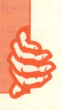

> Saber que uma história é fictícia não impede o cérebro subconsciente de processá-la como real.

194 | A MENTIRA DA RACIONALIDADE

Buscamos histórias porque elas são inerentemente agradáveis. Mas seu propósito é nos oferecer oportunidades de treinamento para aprimorar nossas habilidades sociais. O ensaio realista de qualquer habilidade melhorará o desempenho. Há poucas coisas mais importantes para a sobrevivência humana do que ensaiar interações sociais complexas. Reconstruir nosso cérebro através de histórias nos leva a navegar com mais habilidade os problemas sociais da vida.

Fofocas, tribos e civilizações

A linguagem nos permite difundir eficientemente informações sobre as relações de nosso grupo. Podemos determinar quem é amigo de quem, quem é mentiroso e a quem alguém se sente atraído. Isso nos permite compreender a dinâmica em constante mudança do grupo e acompanhar as alianças e mudanças de dominância.

Assuntos populares de fofoca são universais:

- Uso de substâncias (abuso de drogas e comportamento embriagado);
- Comportamento sexual (promiscuidade, infidelidade, homossexualidade secreta);
- Falhas na conduta normal (transgressões éticas e comportamento criminoso);
- Compulsões descontroladas (tais como jogos de azar).

Na maioria das vezes, fazemos fofocas sobre amigos e relações próximas. Mas, nas sociedades modernas de mídia de massa, às vezes transferimos erroneamente esse comportamento para celebridades. Fazemos fofocas obsessivas sobre elas como se fizessem parte de nosso grupo, mas não temos o benefício de compartilhar informações práticas nem de manter um modelo preciso de nosso lugar no grupo imediato.

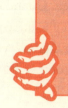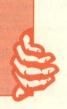

> O que muitos consideram como fofoca inútil é a cola universal que mantém as pequenas tribos unidas.

Nas tribos humanas, o alfa não ganha a posição simplesmente por causa da força física ou da agressão. Ao contrário, seu poder depende da quantidade de tempo e esforço que ele gasta mantendo laços sociais e fortes coalizões. A linguagem nos permite forjar alianças, persuadir e acompanhar os favores que nos são devidos e solicitados. Pense nisso como um nível de conhecimento pessoal.

Somos muito mais hábeis do que outros mamíferos em formar tribos maiores e coesas através desse tipo de comunicação íntima. Segundo algumas estimativas, nosso tamanho de grupo próximo é de aproximadamente cem a duzentos indivíduos. Esse parece ser o limite prático para o número de pessoas com as quais podemos ter contato direto, diferenciado e íntimo.

Entretanto, nada disso explica como as pessoas podem cooperar em escala maciça. Sim, os insetos podem cooperar aos milhões, assim como algumas aves e animais. Mas eles são relativamente homogêneos e guiados por instintos automáticos. Não têm tarefas individuais especializadas ou complexas a realizar dentro de uma tarefa maior. Em contraste, estranhos totais podem intervir e cocriar de forma flexível comportamentos que envolvem bilhões de pessoas.

A linguagem sustenta isso na forma de valores e ideias compartilhadas.

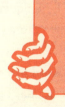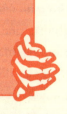

> As palavras podem transmitir uma compreensão de uma realidade imaginada compartilhada com estranhos totais.

Pense em conceitos como religião, dinheiro, democracia ou justiça. Quando você ouve cada uma dessas palavras, imediatamente constrói um gigantesco edifício compartilhado de ideias relacionadas e valores subentendidos. As mesmas construções culturais existem na mente de incontáveis outras pessoas e permitem que elas o compreendam.

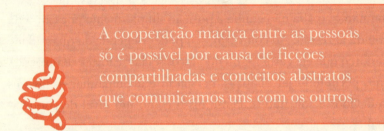

A cooperação maciça entre as pessoas só é possível por causa de ficções compartilhadas e conceitos abstratos que comunicamos uns com os outros.

Algo não é menos real só porque é uma invenção criativa ou uma ficção. Tampouco é uma mentira. Desde que haja uma comunidade compartilhada de pessoas que adiram a certas ideias, as ideias podem exercer uma forte influência em suas ações. Tais construções sociais podem ser poderosamente mantidas e acreditadas. Podem levar a sacrifícios significativos individuais e grupais – incluindo a morte voluntária.

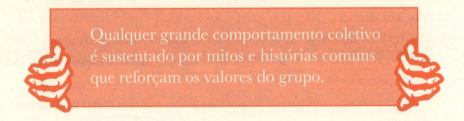

Qualquer grande comportamento coletivo é sustentado por mitos e histórias comuns que reforçam os valores do grupo.

Um mito não tem que falar de deuses nem da criação do mundo. É qualquer história que transmite e apoia os valores do grupo através de um salto comum de imaginação.

Esses mitos podem evoluir e defender o surgimento de novos valores e comportamentos subjacentes. Por exemplo, há apenas algumas centenas de anos, era um conceito difundido em muitas partes do mundo que possuir outras pessoas como escravas e tratá-las da maneira mais horrível era aceitável.

VOU LHE CONTAR UMA HISTÓRIA | 197

O mito da igualdade humana e da dignidade individual se espalhou. Esse mito, gradualmente, e às vezes de forma violenta, triunfou sobre o mito da propriedade de escravos.

Em nosso tempo, o mito do crescimento capitalista desenfreado está colidindo com o mito da insustentabilidade planetária. É importante ressaltar que os mitos não são ficções, mas sim histórias compartilhadas que sustentam as crenças e os comportamentos entre grandes grupos de pessoas. Nossa cooperação é quase inteiramente baseada nas histórias que escolhemos contar e nos mitos que prevalecem ao nosso redor. As histórias nos unem e aumentam a coesão dos grandes grupos.

Capítulo 17
A DANÇA ENTRE SEUS CÉREBROS

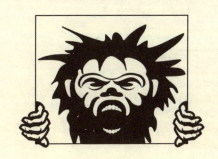

Voltando ao início de nossa história, já deveria estar claro que não existe uma mente puramente "racional". Grande parte da maquinaria do cérebro primitivo funciona bem para nós. Ela é compartilhada por muitos dos animais e insetos precisamente por ser tão eficaz.

Por outro lado, também é claro que autocontrole, planejamento, discernimento, foco, criatividade, concentração e outros aspectos de "raciocínio" do cérebro são uma parte fundamental de nosso sucesso. É importante compreender os pontos fortes e fracos de ambos, bem como suas interações.

Para os propósitos deste capítulo, vou juntar as porções evolutivamente anteriores do cérebro em uma unidade chamada cérebro primitivo, inconsciente ou piloto automático.

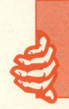
A mente inconsciente opera de forma automática, com constância e fora de nossa consciência.

O inconsciente chama por vezes a atenção para a mente consciente – concentrando a atenção em uma tarefa específica que precisa ser tratada. Isso só acontece quando nosso modelo do mundo é inadequado – quando nossa capacidade de prever é pobre e os riscos são altos.

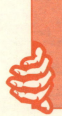
A mente consciente está em grande parte de prontidão, apenas chamada a lidar com problemas importantes ou novos que não podem ser tratados no piloto automático.
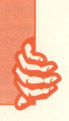

Na maioria das vezes, a mente consciente não encontra nada importante com que lidar, portanto, permanece em um estado de baixa energia e endossa amplamente os sentimentos e as decisões do piloto automático.

O consciente também monitora nosso comportamento. Ele regula nossas respostas aos outros, independentemente das emoções subjacentes que surgem, e nos mantém concentrados em objetivos que requerem esforço ou concentração sustentada.

Essa porção do cérebro consciente, que tem um gasto intenso de energia (em grande parte contida no córtex cerebral superdimensionado dos seres humanos), se esgota com facilidade e perde rapidamente a capacidade de funcionar de forma eficaz.

A mente consciente também pode invocar o subconsciente e fazer uso de seus vastos poderes quando necessário. Se a mente consciente precisa explorar ou buscar algo, ela também pode usar a maquinaria incansável do piloto automático para realizar parte do trabalho.

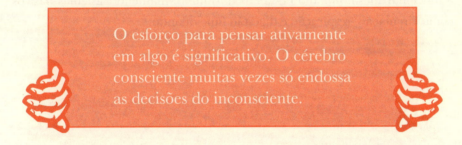

O esforço para pensar ativamente em algo é significativo. O cérebro consciente muitas vezes só endossa as decisões do inconsciente.

Nosso estado emocional é informado, juntamente com informações objetivas, ao cérebro consciente. Buscamos apenas informações que apoiem nossas crenças e atitudes existentes. Em outras palavras, o consciente não trabalha no vácuo e não se preocupa com uma investigação justa e completa.

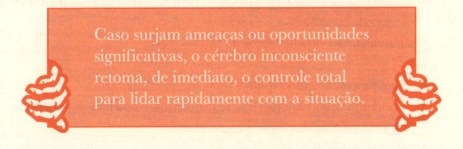

Caso surjam ameaças ou oportunidades significativas, o cérebro inconsciente retoma, de imediato, o controle total para lidar rapidamente com a situação.

Se as situações são familiares, o inconsciente lida com elas de forma apropriada. No entanto, como você verá na próxima seção, há alguns vieses e trocas que são necessários para que o piloto automático funcione.

Características do cérebro primitivo

O piloto automático está sempre ligado e processa enormes quantidades de informações a cada instante de nossa vida. A maioria desses dados nunca chega ao nosso conhecimento, permanece como um contexto de fundo que é compreendido de forma holística, mas pode influenciar nossos comportamentos e decisões. Mesmo informações sutis ou aparentemente periféricas influenciam nossas ações. O piloto automático nunca se cansa e continua a funcionar mesmo quando estamos dormindo, mantendo sistemas básicos como circulação, respiração e digestão funcionando.

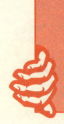 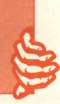

> O objetivo do inconsciente é construir e atualizar um modelo do mundo e usá-lo para orientar as ações. Para trabalhar rapidamente, é preciso muitos atalhos.

Esses atalhos podem ser considerados mecanismos "suficientemente bons" que funcionam na maioria das situações. Entretanto, em circunstâncias específicas, essas tendências de simplificação excessiva podem levar a vieses e erros possíveis de prevenir.

Vejamos algumas características do inconsciente:

- Tem funcionamento rápido e sem controle voluntário;
- Concentra-se em exemplos concretos e lida mal com a falta de evidências;
- Quer criar, e até inventar, a causalidade;
- Responde habilmente às circunstâncias após repetidos treinamentos.;
- Gosta de resultados claros e reprime a ambiguidade;

- Ignora informações que não reforçam as crenças existentes;
- Cria estados de sentimento e emoções baseados em experiências passadas;
- Faz generalizações excessivas os estados de sentimento além de sua própria origem e alcance;
- Reage com mais ímpeto às informações negativas do que às positivas;
- Nota o inesperado e ignora o comum ou familiar;
- Mostra menos sensibilidade ao aumento de quantidades;
- Representa conjuntos maiores através de exemplos prototípicos;
- É mais sensível a mudanças relativas do que a valores absolutos;
- Dá peso demais tanto a eventos muito comuns quanto aos muito raros;
- Substitui decisões mais fáceis por decisões complexas.

Características do cérebro consciente

O cérebro consciente ou "que requer esforço" opera em cima de informações que são levadas ao seu conhecimento pelo piloto automático.

Para serem examinadas pelo consciente, as informações devem primeiro passar por dois portões:

- Não pode ser perigosa – caso contrário, o controle reverte imediatamente para respostas automáticas;
- Tem que ser desconhecida – caso contrário, a exposição repetitiva a situações similares no passado permitirá que ela seja tratada rotineiramente.

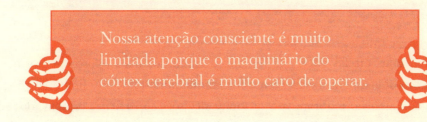

Nossa atenção consciente é muito limitada porque o maquinário do córtex cerebral é muito caro de operar.

Uma vez que nos tornamos habilidosos em uma tarefa através de exposição extensiva e repetição, conectamos poderosas superestradas de associação em nosso cérebro. Diferentes padrões de ativação podem ser vistos depois que tal habilidade é adquirida. Situações que antes exigiam um pensamento consciente podem ser relegadas para um manuseio mais eficiente pelo piloto automático. Isso permite que o cérebro reduza as demandas do consciente e conserve energia no futuro. O que é apropriado para treinar e se comprometer com o piloto automático depende de seu valor e do esforço necessário.

Você começa seu dia com a capacidade de raciocinar e tomar melhores decisões, também pode se sintonizar com as complexas interações sociais com os outros e reagir de maneiras moderadas.

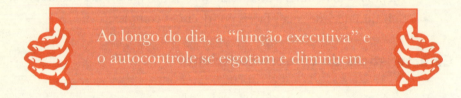

Ao longo do dia, a "função executiva" e o autocontrole se esgotam e diminuem.

É muito mais provável que você tome decisões objetivamente piores e seja menos capaz de regular suas emoções no fim do dia. Esse problema é agravado por um sono curto ou agitado. Se você acumula uma "dívida de sono" grande demais, ela deve ser totalmente paga antes que a parte racional do cérebro possa voltar a trabalhar em sua capacidade máxima.

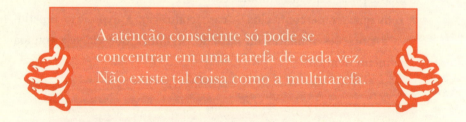

A atenção consciente só pode se concentrar em uma tarefa de cada vez. Não existe tal coisa como a multitarefa.

Quanto mais tarefas você está tentando equilibrar, mais esforço dedica à troca de contexto entre elas. Essa troca esgota ainda mais suas limitadas reservas de atenção e obriga você a tomar decisões superficiais rápidas, que muitas vezes são incorretas ou não ideais.

O foco em sua tarefa atual pode ser muito poderoso, fazendo-o filtrar por completo outros eventos que normalmente chamariam atenção. É possível desviar a atenção através da introdução forçada de outra tarefa. Isso causará interferência entre os dois. Tais táticas de distração podem ser muito poderosas e degradar significativamente o desempenho.

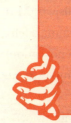
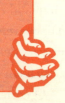

> O pensamento complexo, a memória de trabalho e o autocontrole: tudo isso se baseia nas mesmas reservas limitadas do cérebro consciente e eficaz.

Quando você se envolve em raciocínios difíceis, tenta memorizar algo ou regular seu comportamento social, esgota mais rápido o cérebro consciente. Um pouco de glicose pode fornecer um impulso rápido, mas não é uma solução a longo prazo. Apenas o sono pode, fundamentalmente, reabastecer essa reserva.

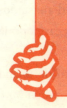
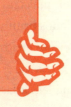

> Uma vez esgotadas as reservas conscientes, mais e mais decisões são empurradas para o piloto automático.

Em nosso estado de cansaço mental, não percebemos que nossas reações subconscientes talvez não sejam apropriadas para a situação à nossa frente. Podemos demonstrar um excesso de confiança exagerado na eficácia de nossa intuição. Sob tais circunstâncias, é mais provável que cedamos à tentação e tomemos decisões precipitadas, arriscadas, egoístas ou superficiais.

É útil pensar no inconsciente como operando em "cognição quente" e no consciente como operando em "cognição fria", racional. Como discutimos anteriormente, as pessoas (em especial os homens) tomam decisões mais arriscadas e mais impulsivas quando oportunidades de acasalamento estão disponíveis. Mas a cognição quente também se aplica a todas as ameaças e oportunidades significativas. O processamento emocional na amígdala tem uma influência maior sobre o córtex pré-frontal do que o contrário. Uma forte excitação emocional domina ou mesmo sobrepuja o pensamento consciente.

Algumas pessoas estão programadas para serem menos impulsivas. Mesmo quando crianças, isso pode ser um forte preditor de uma vida mais feliz, maiores rendimentos e melhores interações sociais. Pessoas menos impulsivas não experimentam emoções de forma mais fraca. Elas simplesmente conseguem regulá-las melhor.

O córtex pré-frontal pode ocasionalmente optar por suprimir emoções e concentrar-se em problemas ou tarefas específicas em mãos. Ele consegue pensar em soluções inovadoras e reconhecê-las como insights assim que elas são encontradas. Essas percepções podem ser reconhecidas através de seus próprios esforços ou quando outros as apresentam a nós. Após a conclusão de uma tarefa consciente, o córtex pré-frontal se restabelece e se prepara para lidar com a próxima.

A memória de trabalho no córtex pré-frontal pode manipular e computar, mas tem uma capacidade muito limitada. Se inundada com demasiados dados brutos, não consegue mais funcionar efetivamente. A sobrecarga pode ter um efeito paralisante nas escolhas e na tomada de decisões.

Às vezes, o córtex pré-frontal ultrapassa o cérebro primitivo de forma inadequada. É comum ver isso nos esportes. Um atleta começará a duvidar e a pensar de modo consciente sobre suas ações. Em vez de se basear na habilidade sem esforço de seu piloto automático treinado, ele tenta, em vez disso, contestá-la. Isso é comumente chamado de "asfixia" e é o resultado da luta livre entre diferentes áreas do cérebro.

Em outros momentos, a superação do cérebro primário pode ter resultados muito positivos. O córtex pré-frontal é também o lar do efeito placebo. Se nos disserem que estamos tomando um poderoso medicamento para a dor, as porções inferiores do cérebro com sensibilidade à dor serão inibidas. Isso é verdade mesmo se o "remédio" for apenas um comprimido de açúcar. Nosso cérebro consciente está dizendo ao piloto automático para experimentar menos dor – um mecanismo de sobrevivência muito poderoso, de fato.

Isso também pode funcionar de forma inversa. Se algo for considerado barato, nossa mente consciente também associará a algo menos eficaz e abaixo do padrão. Nosso cérebro pode nos forçar a minar quaisquer qualidades objetivas.

> O autocontrole é a última porção do cérebro a amadurecer.

Os adolescentes são notórios por suas atitudes tomadas de cabeça quente. As fortes emoções que impulsionam essas ações estão fundamentadas na amígdala primitiva. O sistema de frenagem ou inibitório reside no *córtex pré-frontal ventrolateral* (VLPFC, na sigla em inglês). Ele só amadurece totalmente no início dos vinte e poucos anos.

A mente consciente decide para onde dirigir a atenção. Às vezes, cede aos impulsos e respostas automáticas. Outras vezes, inventa suas próprias alternativas. Ideias e insights novos só podem vir da parte consciente do cérebro.

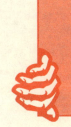

> O consciente opera de forma preguiçosa para conservar energia. Os hábitos automáticos guiam muito do que fazemos a um grau surpreendente.

Mas, se algo é considerado suficientemente importante, pode ser utilizada energia significativa para compreendê-lo.

PARTE IV
HIPERSOCIAL

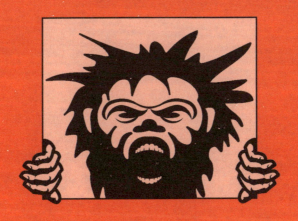

Capítulo 18

COMO EVOLUÍMOS PARA SERMOS CRIATURAS CULTURAIS

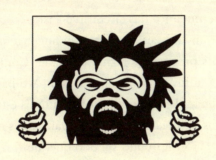

A narrativa comum do domínio humano

Deixe-me contar uma história...

Primatas muito inteligentes escalaram para sair da proteção das árvores. Deram passos tímidos na direção das planícies cheias e perigosas da savana. Andando eretos, foram capazes de usar as mãos para criar e manejar ferramentas poderosas.

As armas lhes permitiram defender-se contra os principais predadores e recolher mais alimentos. Em algum momento, esses primatas inteligentes se estabeleceram em ambientes muito diversos. O cérebro lhes permitiu adaptar-se rapidamente à mudança das circunstâncias.

Eles também foram capazes de criar uma linguagem sofisticada e disseminar conhecimentos práticos de forma eficiente. Começaram a cooperar em grupos maiores e a inventar histórias e compartilhar conceitos fictícios como dinheiro e religião. Isso levou a tribos culturais estáveis, compostas de milhões de indivíduos. As sociedades negociavam umas com as outras – trocando bens e ideias. Tiveram tanto sucesso que, no fim, os primatas inteligentes invadiram todo o planeta!

É uma história poderosa, mas é uma obra de ficção e um mal-entendido.

Supõe-se que, em algum momento, nossa evolução tenha parado. A partir daí, nossas habilidades aprendidas nos levaram até onde estamos. O conhecimento crescente nos permitiu dissociar-nos da biologia e entrar no reino da história. Supostamente, nosso progresso contínuo só pode ser compreendido através de desenvolvimentos sociais, culturais e tecnológicos.

Mas supor que a evolução parou e não continuou a desempenhar um papel maciço é quase uma cegueira intencional.

Onde adquirimos esse novo conhecimento para transmiti-lo a outros?

Como pudemos difundi-lo efetivamente?

O que explica as características *biológicas* bizarras, e muitas vezes únicas, de nossa espécie?

Como já vimos, nossos antepassados humanos eram jogadores marginais no palco africano. Eles não eram os mais espertos, eram fisicamente mais fracos, mais lentos e tinham sentidos menos desenvolvidos.

COMO EVOLUÍMOS PARA SERMOS CRIATURAS CULTURAIS | 213

No entanto, eles superaram todas as outras espécies, inclusive nossos primos humanos arcaicos. Ao contrário dos brutais homens das cavernas da imaginação popular, os Neandertais eram mais inteligentes como indivíduos. Eles também haviam domado o fogo e conseguiam tirar o máximo proveito de seus benefícios. Eles faziam arte, inventavam ferramentas, banqueteavam-se com uma variedade de alimentos e usavam roupas.

Mas as pessoas modernas venceram.

Vamos dar uma olhada em algumas das características biológicas estranhas de nossa espécie:

- Os bebês são cobertos por grandes quantidades de gordura;
- Somos indefesos ao nascer e dependentes de outros por muito tempo depois disso;
- As crianças experimentam uma rápida construção cerebral que continua até os 20 e poucos anos;
- Somos imitadores notáveis e copiadores fiéis do comportamento alheio;
- Nossa vida se estende por décadas além de nossos anos reprodutivos;
- Nosso cérebro utiliza três vezes a energia proporcional de qualquer outro primata.

Muitas dessas características se desenvolveram recentemente e são *universalmente compartilhadas* entre as pessoas.

Esse é um ponto importante.

Considere as mais de duzentas variedades de esquilos. Eles prosperam desde florestas tropicais até desertos semiáridos. Alguns pesam dez gramas, outros, mais de seis quilos! Alguns esquilos têm asas em forma de teias, parecidas com as de morcegos, para deslizar de uma árvore para outra. Outros evoluíram com tornozelos que giram 180 graus para correr de cabeça para baixo nos troncos. Outros ainda hibernam para evitar o calor escaldante do sol.

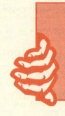 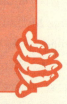

> Ao contrário de outras espécies de grande porte, nós não evoluímos especificamente para cada ambiente.

Os pigmeus da República dos Camarões têm em média uma altura masculina adulta de 150 centímetros. Não é radicalmente diferente dos holandeses, os mais altos do mundo, que medem 183 centímetros em média. Sim, temos colorações e características diferentes, mas nossas pequenas adaptações físicas são mirradas em comparação a outros animais que ocupam amplas faixas ecológicas.

Então, como podemos explicar nosso domínio em cada nicho ecológico do planeta?

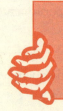 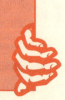

> Os humanos desenvolveram um cérebro que se beneficiaria da aprendizagem e transmissão cultural.

O sucesso das pessoas pode ser visto como uma única aposta evolutiva na capacidade de difundir rapidamente o conhecimento. A sabedoria tribal em nosso cérebro coletivo aumentou as perspectivas de sobrevivência em cada ambiente particular.

A verdadeira história – coevolução cultural e genética

Somos estudantes sociais – ativamente adquirindo e negociando informações uns com os outros. Isso tem muitas vantagens e contrabalança os graves inconvenientes.

Aprender com os outros nos permite copiar com eficiência as "melhores práticas" para nosso ambiente específico.

COMO EVOLUÍMOS PARA SERMOS CRIATURAS CULTURAIS | 215

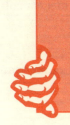 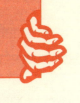

> Podemos aprender muito mais por meio do pacote cultural ao nosso redor do que jamais poderíamos ter descoberto em uma única vida por nós mesmos.

Essa é a nossa vantagem. As práticas que são absorvidas das pessoas ao redor se tornam cada vez mais complexas e poderosas. O conhecimento e a eficácia se acumulam e, com o tempo, criam um efeito positivo de retroalimentação. A cultura se torna cumulativa.

Mas essa vantagem não ocorreu por causa de nosso brilho individual. Ao contrário, ela surgiu de um processo caótico e confuso de tentativa e erro ao longo de inúmeras gerações.

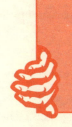

> Para poder aproveitar ao máximo o aprendizado cultural, desenvolvemos geneticamente muitas características ao longo do tempo.

- Cérebros maiores para armazenar e comunicar informações;
- Um entendimento profundo de nossas interações sociais;
- A capacidade de aprender automaticamente através da imitação;
- Uma oportunidade ampliada de aprender antes de se tornar adulto;
- Compreensão automática das melhores pessoas com as quais se pode aprender;
- Habilidade de angariar a cooperação de outros dispostos a nos ensinar;
- O prestígio como recompensa pelo ensino e transmissão de conhecimentos;
- Uma vida mais longa com uma oportunidade de ensinar aos outros;

- Habilidade de saber quando substituir a experiência pessoal e a cultura aprendida.

O resultado desse processo foi o desenvolvimento de *primatas autodomesticados* com os seguintes atributos:

- Exigência de muita interação e engajamento;
- Naturalmente pró-social e cooperativo;
- Supõe que operamos em um mundo de normas e regras sociais;
- Faz com que outros monitorem o cumprimento das regras;
- Aplica as regras sociais pela comunidade em geral.

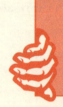
> Seguir cegamente um conjunto de regras aprendidas está no cerne de nossas habilidades culturais.

Seria simplesmente impossível aprender, de modo intencional, todos os aspectos do conhecimento com os quais contamos.

Tomemos os carros como exemplo. Para operar um, você precisa entender as regras locais de direção, dominar a operação do volante, pedal do acelerador, freios, transmissão e sinais de direção. Precisa saber como ligar o motor, operar o freio de mão e desligar o motor. Isso lhe dá os enormes *benefícios práticos* de usar um carro.

Felizmente, você não precisa entender nada disto:

- Modelagem de elementos finitos necessária para tornar a estrutura do carro forte;
- Química e as propriedades de cada fluido no carro;
- Termodinâmica e a engenharia mecânica do motor;
- Programação da eletrônica, dos computadores e dos sensores;

COMO EVOLUÍMOS PARA SERMOS CRIATURAS CULTURAIS | 217

- Robôs e processos fabris necessários para a fabricação e montagem do carro.

Mesmo uma vida inteira de trabalho como engenheiro automotivo especializado não seria suficiente para entender um pequeno subconjunto do conteúdo exposto nessa lista. Em nosso mundo moderno, dependemos necessariamente de uma gama cada vez maior de especialistas cada vez mais restritos.

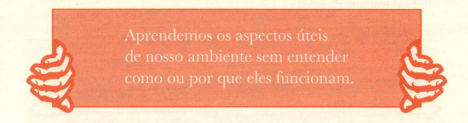

Aprendemos os aspectos úteis de nosso ambiente sem entender como ou por que eles funcionam.

Sociedades complexas produzem mais conhecimento, tecnologias e pacotes culturais especializados a serem aprendidos pelos membros individuais. Outras espécies também podem se organizar em grande escala: milhões de formigas cooperam rotineiramente para criar trabalhos impressionantes, mas elas são simples clones umas das outras e não podem aprender. Somente humanos conseguem realizar uma cooperação maciça entre diversos indivíduos, cada um programado de forma diferente pela experiência da infância.

Grandes cérebros evoluíram para a aprendizagem cooperativa

Nós não nascemos inteligentes.

Os bebês humanos não são melhores em noções espaciais, quantidades ou causalidade no mundo do que nossos grandes primos símios. Nossa única vantagem está no aprendizado social – ativamente procurar e adquirir informações de outros.

Os bebês parecem ser bolinhas inúteis – babando, fazendo cocô e dormindo a maior parte do tempo, mas eles são, na verdade, muito ocupados.

Estão dedicando 85% de sua energia para a construção do cérebro! A enorme quantidade de gordura corporal com a qual nascemos é usada para isolar as conexões elétricas em nosso cérebro. Esse processo é chamado de *mielinização*. Se devidamente isoladas, as conexões nervosas tornam-se portadoras de informações confiáveis e duráveis.

O pré-isolamento no útero poderia ser uma poderosa vantagem evolutiva, pois permitiria que um cérebro mais bem formado funcionasse mais cedo na vida. Entretanto, o pré-isolamento só pode ser feito para atividades cerebrais automáticas e imutáveis.

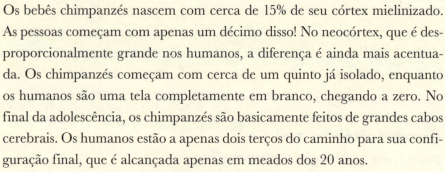

Para maximizar o aprendizado cultural, nosso isolamento cerebral é mínimo quando nascemos e permanece flexível até a vida pregressa.

Os bebês chimpanzés nascem com cerca de 15% de seu córtex mielinizado. As pessoas começam com apenas um décimo disso! No neocórtex, que é desproporcionalmente grande nos humanos, a diferença é ainda mais acentuada. Os chimpanzés começam com cerca de um quinto já isolado, enquanto os humanos são uma tela completamente em branco, chegando a zero. No final da adolescência, os chimpanzés são basicamente feitos de grandes cabos cerebrais. Os humanos estão a apenas dois terços do caminho para sua configuração final, que é alcançada apenas em meados dos 20 anos.

Como os humanos são fisicamente imaturos e ineptos por um período muito mais longo, eles não aprendem tanto explorando diretamente o mundo. Nossas pistas vêm principalmente de observar outras pessoas. Bebês e crianças estudam muito e copiam o comportamento dos adultos e de outros ao redor.

COMO EVOLUÍMOS PARA SERMOS CRIATURAS CULTURAIS | 219

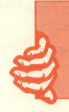 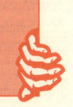
> As pessoas são imitadoras frequentes e automáticas, e copiadoras experientes do comportamento alheio.

Copiamos até mesmo os elementos puramente estilísticos, mesmo que eles não pareçam servir a nenhum propósito aparente.

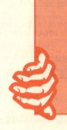
> As enormes exigências de aprendizagem social por parte do cérebro exigiram empréstimos de energia e adaptações para o resto do corpo.

- Músculos mais fracos e menores;
- Corridas de resistência exigindo pouca energia;
- Sistema digestório menor;
- Um surto de crescimento retardado na adolescência.

Vejamos cada uma dessas características.

Em comparação com nossos grandes primos símios, somos muito mais fracos. Um chimpanzé que anda nas quatro patas pode facilmente superar o velocista humano mais rápido. Quilo por quilo, eles são cerca de um terço mais fortes. Não vá começar uma briga se deixando enganar pelo tamanho menor deles...

Entre os primatas, somos os melhores atletas em corrida de resistência. Podemos não ser rápidos, mas conseguimos correr por muito tempo e resistir mais que nosso alvo pretendido na caça, devido a muitas adaptações genéticas específicas:

- Pernas longas com tendões elásticos;

220 | A MENTIRA DA RACIONALIDADE

- Arcos plantares que lembram mola e estimulam a recuperação de energia;
- O mais eficiente sistema de transpiração de qualquer espécie;
- Um sistema especializado em resfriamento da cabeça;
- Perda da maioria dos pelos do corpo;
- Juntas inferiores reforçadas para suportar os repetidos choques de corrida à distância;
- Controle independente da orientação da cabeça (onde precisamos olhar) e do tronco (a direção em que estamos nos movendo).

Nossa relativa fraqueza e nossa grande habilidade para resistência decorrem ambas do fato de termos uma porcentagem mais alta de fibras musculares de *contração lenta*. A quebra de uma substância chamada ATP permite que os músculos de contração lenta sejam muito mais eficientes, eles podem operar por longos períodos de forma sustentável. Em contraste, os músculos de *contração rápida* podem resultar em potência a curto prazo, mas são muito menos eficientes, acumulam ácido lático e se cansam rapidamente.

Nosso sistema digestório é realmente pobre em quase todas as etapas. Temos mandíbula fraca e dentes finos que não são bons para moer os alimentos. Nosso cólon não consegue processar bem as fibras, não conseguimos quebrar muitas toxinas poderosas de plantas que podem nos matar. Até chamamos uma parte de nosso intestino de "intestino delgado", uma vez que é desproporcionalmente pequeno. A absorção de nutrientes é a única parte normal de nosso sistema – com intestino grosso de tamanho apropriado. No entanto, apesar de suas muitas fraquezas, a digestão humana utiliza um esforço menor para extrair energia dos alimentos que ingerimos.

Permanecemos com um corpo pequeno de criança por muito tempo. É somente na adolescência que crescemos até nosso tamanho adulto e amadurecemos sexualmente. Esse tempo de maturação tardia permite que mais energia seja usada para ligar nosso cérebro flexível, tornando nosso corpo relativamente barato de se manter enquanto baixamos o pacote cultural de nossa tribo e aumentamos nossas chances de sobrevivência.

COMO EVOLUÍMOS PARA SERMOS CRIATURAS CULTURAIS | 221

Embora cada um dos itens acima pareça uma resposta lógica às enormes necessidades energéticas do cérebro maior, eles não foram estritamente adaptações genéticas.

Nossas adaptações genéticas coevoluíram com a cultura.

Nosso sistema digestório só pôde encolher depois de dominarmos o fogo e as técnicas de preparação de alimentos. Cozinhar é uma pré-digestão dos alimentos e torna mais fácil extrair energia deles.

O ato de correr nos ajudou a perseguir animais específicos, que em muitos casos eram mais poderosos do que nós individualmente, mas tal caça exigia armas de projéteis, cooperação de grupo intrincada e carregar (ou saber onde encontrar) água de forma confiável. A água era necessária para superar as exigências extremas de resfriamento da corrida em pé.

O desamparo prolongado das crianças exigiu enormes investimentos em cuidados, alimentação e ensino de uma grande tribo estendida das pessoas do entorno. Isso exigia organização social, cooperação, comunicação e um grau de aprendizado nunca antes visto entre outros animais.

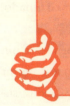

Houve várias evoluções culturais, cada uma com adaptações biológicas coevolutivas.

- Cozimento e fogo – um sistema digestório menor;
- Encontrar e transportar água – corrida de resistência e caça;
- Armas de projéteis – habilidades precisas de arremesso e coordenação de braços;
- Ferramentas complicadas – melhor destreza das mãos e dos dedos;

222 | A MENTIRA DA RACIONALIDADE

- Comunicação verbal – compreensão do conceito abstrato;
- Idioma – capacidade de cooperar e não se aproveitar um do outro.

A evolução não teria investido em nenhuma dessas adaptações biológicas se a cultura não tivesse oferecido vantagens convincentes de sobrevivência em troca. A evolução impulsionada pela cultura pode acontecer de modo veloz, como evidenciado pelo rápido surgimento, nos últimos 10.000 anos, de olhos azuis, tolerância à lactose e genes que evitam o álcool. Na escala de tempo da evolução, é um piscar de olhos.

Como a cultura e os genes pegaram fogo

Conforme o conhecimento cultural se espalhava e se multiplicava, nossos genes se moviam no sentido de poder tirar proveito dessa movimentação. A raça estava prestes a ser capaz de aprender, armazenar, agir e transmitir conhecimento. A evolução genética melhorou nosso cérebro e nossos comportamentos para poder aprender com os outros. Isso, por sua vez, produziu uma cultura ainda mais poderosa. E assim foi…

Mas qual foi a faísca que permitiu que isso acontecesse?

Dois ingredientes importantes tiveram que ser combinados. Primeiro, a quantidade e a qualidade do aprendizado cultural tiveram que ser aumentadas sem que o cérebro crescesse. Segundo, o custo do crescimento e da programação de um cérebro maior tinha que ser compensado ou compartilhado.

O passo-chave foi aquele que nos tirou das árvores.

As árvores ofereciam proteção. Uma vez no solo, o mundo tornou-se um lugar muito mais perigoso para nossos ancestrais, que começaram a se reunir em grupos compactos maiores para afastar os predadores. As conexões sociais dentro dos grupos se tornaram mais fortes. O tempo gasto na interação com os outros disparou, o que aumentou as oportunidades de aprendizado tanto individual quanto em grupo.

O tempo prolongado em conjunto permitiu o surgimento de laços mais fortes entre as pessoas, também dividiu o pesado fardo de criar filhos entre muitos parentes e outros membros do grupo. Como resultado, as crianças

poderiam ficar desamparadas por muito tempo. Elas adquiriram conhecimento cultural de todo o grupo ao seu redor para programar poderosamente
seu cérebro maior.

Esse processo não foi linear. Sem dúvida, houve contratempos. Conheci-
mentos-chave foram provavelmente perdidos inúmeras vezes por cataclismo
ou esquecimento. O resultado foi produzir práticas mais inteligentes do que
qualquer indivíduo poderia desenvolver por experiência direta.

Capítulo 19

OS BLOCOS DE CONSTRUÇÃO DA CULTURA

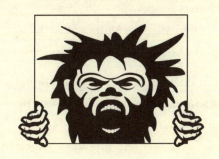

Nós tropeçamos por aí... escolhendo por nós mesmos, tendo insights ocasionais, fazendo descobertas através de erros fortuitos e imitando, sem nem parar para pensar, ao longo de incontáveis gerações. A cultura evoluiu, e desse processo surgiu o funcionamento interligado de várias novas habilidades necessárias para, com eficiência, aprender com os outros. Se retiramos qualquer uma dessas peças, toda a estrutura de aprendizagem cultural entra em colapso.

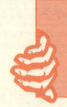

> Para melhorar o uso da cultura, desenvolvemos várias novas habilidades mentais.

- Descobrir com quem aprender e o que aprender;
- Aprender copiando e se inspirando em outros;
- Estar motivado para ensinar os outros;
- Saber quando devemos ignorar nossa experiência direta e nossos instintos;
- Seguir consistentemente as convenções e normas sociais;
- Observar e sancionar as transgressões culturais de outros.

Com quem aprender

Desde nosso primeiro suspiro como recém-nascidos, estamos aprendendo. Mas as questões que consomem toda a nossa vida são: o que devemos aprender e com quem.

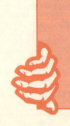
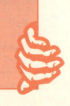

> Tentamos copiar pessoas mais bem-sucedidas. Para encontrar os melhores modelos, prestamos atenção a uma grande variedade de pistas.

OS BLOCOS DE CONSTRUÇÃO DA CULTURA | 227

Fazemos isso de modo automático, não como um processo consciente, e não levemos em consideração se vamos receber recompensas pelo comportamento correto.

Estudos em muitas culturas e estágios da vida apontam para um conjunto consistente de preferências de aprendizagem:

- **Imitar a reação dos adultos:** bebês exploram novos objetos se o adulto demonstrar uma emoção positiva em relação a ele, e recusam se o adulto demonstrar preocupação;
- **Mesmo sexo:** crianças e adultos preferem aprender e interagir com modelos do mesmo sexo. A predileção por imitar modelos do mesmo sexo é inerente, portanto, é mais provável que o façamos. As crianças aprendem seus papéis sociais de gênero porque copiam modelos do mesmo sexo, e não o contrário;
- **Mesma etnia:** bebês, crianças pequenas e adultos, todos preferem aprender com quem é da mesma etnia;
- **Mesmo dialeto:** as crianças preferem aprender com aqueles que falam bobagens em seu dialeto do que com aqueles que falam bobagem em uma língua diferente;
- **Confiar no comportamento dos outros quando estamos em dúvida:** quando nos deparamos com uma situação desconhecida, é mais provável prestarmos atenção aos sinais daqueles que nos rodeiam em vez de confiar em nossa própria experiência;
- **Mais velhos:** prestamos atenção às pessoas mais velhas e sábias. Os membros mais idosos da comunidade são muitas vezes os mais experientes. Eles sobreviveram a uma vida inteira de riscos e perigos com sucesso;
- **Especialistas reconhecidos:** miramos as práticas dos outros e símbolos de distinção para determinar quem é o especialista reconhecido em uma área de conhecimento. Muitas vezes, a pessoa de maior prestígio é também um professor formal. Dessa forma, a cultura se acelera, pois o aluno aprende não só o assunto, mas também as técnicas para transmiti-lo a outros.

Além do exposto, também prestamos atenção aos outros e procuramos informações sobre quem *eles* consideram ser modelos dignos. Em outras palavras, podemos aprender culturalmente com quem aprender!

Se nossas preferências de aprendizagem parecem autorreforçadoras e fechadas para estranhos, é porque são. Um dos efeitos de tais preferências é a rápida difusão do conhecimento dentro de nosso grupo, o outro é fortalecer os laços tribais e reforçar a coesão do grupo contra grupos concorrentes.

Ensinar

Parabéns, você conseguiu descobrir com quem aprender habilidades valiosas. Agora só tem que colocar sua habilidade de copiar e imitar em bom uso e está pronto!

Não tão rápido…

Como você obtém a cooperação de seu mentor escolhido? Por que o seu mentor deveria permitir que você passe algum tempo ao redor dele? Por que deveria se preocupar em lhe ensinar qualquer coisa, quanto mais deixá-lo sugar dele uma vida inteira de conhecimento duramente conquistado? Por que ele não deveria acumular ativamente conhecimentos e escondê-los de você?

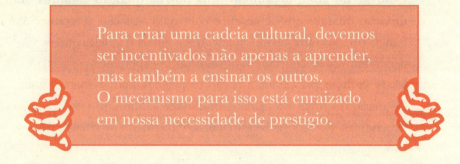

Para criar uma cadeia cultural, devemos ser incentivados não apenas a aprender, mas também a ensinar os outros. O mecanismo para isso está enraizado em nossa necessidade de prestígio.

Prestígio é uma forma de abençoar os outros e devolver os presentes que recebeu.

OS BLOCOS DE CONSTRUÇÃO DA CULTURA | 229

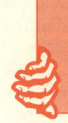

> O prestígio motiva internamente indivíduos qualificados a compartilhar conhecimentos com outros. Em troca, eles recebem adoração, respeito e deferência.

Essa motivação é tão poderosa que muitas vezes é um motor de comportamento mais importante do que a riqueza ou outras formas de poder ostensivo. Os domínios de conhecimento aos quais se pode atribuir prestígio são surpreendentemente variados e flexíveis: podemos nos tornar especialistas em traduzir livros tibetanos raros, fazer cerveja artesanal ou ser assessor financeiro de atletas profissionais.

O prestígio é muito diferente dos comportamentos de dominância que também compartilhamos com outros primatas e mamíferos. Os indivíduos dominantes alcançam seu status através da violência, ameaça de violência ou coerção. Outros os temem. Indivíduos de baixa patente se submetem ou oferecem apaziguamentos para conseguir favores. Os subordinados são lembrados de seu status inferior através de uma variedade de posturas corporais expansivas e comportamentos por parte dos dominantes. O objetivo da dominância é manipular ou intimidar os outros para atingir objetivos pessoais.

Os humanos de alto prestígio raramente são valentões e, em vez disso, são conhecidos por grande generosidade. O prestígio está intimamente associado ao sucesso, habilidade e profundo conhecimento sobre um assunto escolhido. Pessoas de prestígio buscam a deferência daqueles ao seu redor e não querem assustá-los.

Como tiveram uma vida inteira para adquirir conhecimentos, as pessoas mais velhas são frequentemente importantes fontes de informação. Elas são uma ponte para o futuro e, mesmo quando o corpo começa a declinar, têm conhecimentos valiosos para transmitir. Por causa disso, geralmente respeitamos os mais velhos por sua sabedoria. A maioria das outras espécies animais não respeita seus anciãos.

230 | A MENTIRA DA RACIONALIDADE

Essa necessidade de transmitir conhecimento cultural através de gerações levou a uma pressão evolutiva única sobre as pessoas. Ao contrário de quaisquer outros primatas, tanto homens quanto mulheres vivem de duas a três décadas além de seus anos reprodutivos. Ao desligar o sistema reprodutivo, a energia pode ser redirecionada para a transmissão da cultura.

Em algum momento, nossas próprias oportunidades de acasalamento se tornam menos importantes. Concentramo-nos em fortalecer as perspectivas de sobrevivência de nossos filhos e netos. Durante esse tempo, nossas capacidades físicas em declínio são compensadas por nossa maior capacidade de transmitir sabedoria útil. Há limites práticos, é claro. Quando as habilidades cognitivas diminuem, o valor dessas pessoas mais velhas na transmissão da cultura também desaparece rapidamente, junto com o status e o acesso ao prestígio.

Há pressões compensatórias em relação ao respeito às pessoas mais velhas. Suas habilidades e sabedoria acumuladas são valiosas desde que o mundo não tenha mudado muito. Foi o caso de toda a história evolucionária até muito recentemente.

Em nosso mundo em constante mudança, o conhecimento cultural dos mais velhos torna-se menos útil ou mesmo completamente obsoleto. Os pacotes culturais relevantes são seguidos por gente cada vez mais jovem, que está cada vez mais próxima dos limites dos conhecimentos mais recentes. Isso inevitavelmente afeta a continuidade e os laços entre as gerações. Também leva a uma crescente questão geracional em uma época em que as pessoas mais velhas vivem significativamente mais tempo e de forma mais saudável.

Fé cega

Nosso aprendizado cultural é frequentemente incorporado a uma série de etapas ou práticas processuais que precisam ser realizadas de maneira correta. Não é claro quais dessas etapas são vitais versus quais são puramente ornamentais. Não é fácil conseguirmos discernir a função, importância ou interconexão. Aliás, em algumas circunstâncias, pode ser melhor se não compreendermos o propósito nem como essas etapas funcionam.

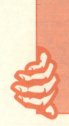

> Muitas vezes, não entendemos por que ou como as adaptações culturais funcionam, ou mesmo que estamos realizando algo benéfico ao praticá-las.

Essa falta de compreensão das relações causais impacta nossa psicologia de forma profunda. A seleção natural tem favorecido as pessoas que depositam confiança na herança cultural.

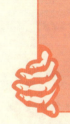

> As práticas e crenças de nossa tribo proporcionam vantagens tão fortes que muitas vezes as sobrepomos a nossas experiências e intuições pessoais.

O resultado é um forte instinto de copiar fielmente procedimentos, práticas e crenças complexas. Evoluímos para tirar proveito da capacidade da cultura de construir artefatos complicados e sutis que nos dão uma vantagem de sobrevivência. Essa vantagem é mais poderosa do que qualquer coisa que poderíamos ter construído diretamente em nossa vida.

Seguidores de regras sociais

Para tirar o máximo proveito da cultura, desenvolvemos uma espécie pró-social e muito cooperativa. Maximizar a rápida e precisa disseminação do conhecimento exige que copiemos fielmente processos, rituais e comportamentos.

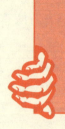 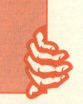

> Ao lidar com o mundo social, as pessoas pressupõem que ele seja governado por regras – mesmo que ainda não conheçam essas regras.

As crianças pequenas aprendem com as pistas sociais por inferência. Pressupõem que elas se baseiem em regras e normas claras. As crianças não apenas se conformam prontamente com essas normas mas também se irritam quando elas são violadas e procuram corrigir desvios dos outros.

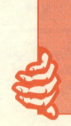 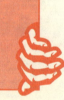

> Reagimos com emoções negativas aos desviantes, mesmo que sejamos espectadores e que suas ações não nos afetem de modo direto.

No momento em que nos tornamos adultos, internalizamos as regras circundantes como um código de comportamento interno. Isso acontece automaticamente. Regulamos nossos comportamentos para minimizar o potencial de consequências sociais negativas. A emoção da vergonha nos guia e nos permite tomar consciência quando violamos as normas. Muitas vezes, espera-se que manifestações de vergonha ou pedidos de desculpas públicos corrijam nossa posição no grupo. Estamos intensamente conscientes de nossa reputação e a guardamos com zelo ao longo da vida.

As sanções e punições sociais assumem muitas consequências negativas crescentes, dependendo da importância da norma violada:

- Ser alvo de fofocas;
- Sofrer crítica pública;

OS BLOCOS DE CONSTRUÇÃO DA CULTURA | 233

- Causar danos a perspectivas de acasalamento ou parcerias íntimas de longo prazo;
- Redução das oportunidades econômicas e comerciais;
- Confinamento;
- Excomunhão do grupo;
- Morte.

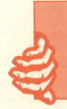

> Fomos feitos para ser cooperativos e priorizar as metas do grupo em detrimento da vantagem individual.

As oportunidades de trapacear são numerosas. Quanto mais cooperantes e confiantes formos, mais fácil será para os outros tirarem vantagem, se aproveitaram ou nos manipularem. O monitoramento de normas sociais e punição por terceiros é a resposta evolutiva a isso.

Os centros de recompensa do cérebro se iluminam quando cooperamos, doamos à caridade e punimos adequadamente os infratores das normas. Através da autorregulamentação interna e das consequências externas, agimos de maneira amplamente pró-social, o que beneficia a sobrevivência.

A violação das normas requer mais esforço mental, utilizando recursos escassos de pensamento consciente e autocontrole executivo. Como resultado, na maioria das vezes, acabamos "fazendo a coisa certa" automaticamente, uma vez que é mais fácil.

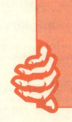

> A adesão fiel às práticas culturais é vital para nossa sobrevivência coletiva. Todos se tornam monitores de si mesmos, assim como fiscais do cumprimento das normas aceitas pelos outros.

As pessoas confrontadas com calamidades, desordens grandes ou incertezas se agarram à sua cultura. É uma resposta evolucionária para ajudar as tribos a se manterem unidas para sobreviver a situações extremas.

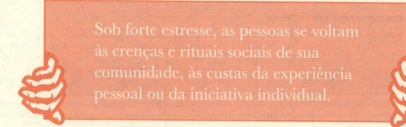

Sob forte estresse, as pessoas se voltam às crenças e rituais sociais de sua comunidade, às custas da experiência pessoal ou da iniciativa individual.

Se os fatos ou o conhecimento direto contradisserem suas crenças culturais, as pessoas sob coação irão ainda mais fundo: elas ignorarão a realidade objetiva. Diante da escolha de deixar de lado suas crenças aprendidas ou negar uma nova ideia incompatível, elas escolherão a segunda e se comportarão melhor para com os membros de seu grupo. Também apoiarão seus interesses comunitários contra os de pessoas de fora.

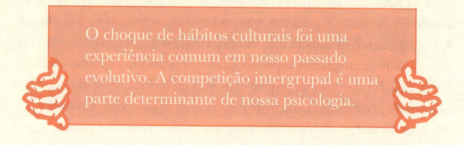

O choque de hábitos culturais foi uma experiência comum em nosso passado evolutivo. A competição intergrupal é uma parte determinante de nossa psicologia.

Não há como superestimar a importância da coesão do grupo. Quanto maior o grupo, mais ideias culturais novas são geradas. Porém, para que tenham o máximo de aderência, elas têm que ser capazes de se espalhar completa e rapidamente através do grupo. Para fazer isso, os membros têm que ser harmoniosos e altamente conectados. Fomos criados para a difusão da cultura.

Se você quer ter as maiores vantagens de sobrevivência, é melhor ser social do que ser inteligente. A demonstração perfeita disso parece estar entre nossos primos Neandertais. Eles eram individualmente mais inteligentes e fortes do que seus contemporâneos humanos modernos, mas foram postos de lado pelas inovações aceleradas de nossas comunidades cooperativas. A mente coletiva do *Homo sapiens*, juntamente com nossa vida útil mais longa para transmitir cultura, garantiu isso ao longo do tempo.

Capítulo 20

A REDE SOCIAL

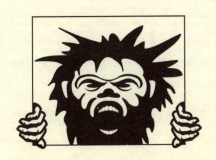

Nosso cérebro é uma rede social por excelência.

Nosso sucesso como espécie depende de uma cooperação sem precedentes entre as pessoas: não podemos sobreviver como indivíduos. Nossa identidade e nossos comportamentos fundamentais são profundamente influenciados por aqueles que nos rodeiam. Sentimos uma pressão enorme para nos conformarmos às normas do grupo, nossas crenças e apegos mais profundos são moldados por lealdades tribais comuns, e frequentemente protegemos tudo isso, mesmo correndo risco de morte.

Pensamento social

Viver em grupos cooperativos tem tanto vantagens quanto desvantagens. Obtemos os benefícios dos esforços compartilhados, mas temos que navegar pelo mundo complexo da dinâmica intragrupo.

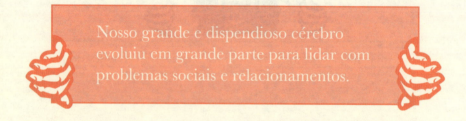

Nosso grande e dispendioso cérebro evoluiu em grande parte para lidar com problemas sociais e relacionamentos.

Podemos cooperar em projetos monumentais como equipes unificadas, mas é necessário um enorme esforço para criar essa unidade.

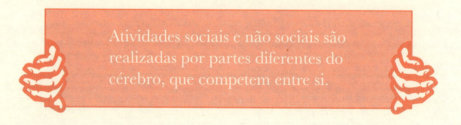

Atividades sociais e não sociais são realizadas por partes diferentes do cérebro, que competem entre si.

Essa tensão se manifesta em muitas situações. Se está trabalhando em uma tarefa não social para resolver um problema, você desliga em grande parte o pensamento social. Embora possa ser capaz de se concentrar melhor na solução, você também pode alienar outras pessoas que podem ser capazes de ajudá-lo. Ao se concentrar na resolução direta do problema, você pode estar perdendo a capacidade de considerar plenamente as necessidades do grupo.

Há algumas evidências de que pessoas com vários distúrbios de espectro autista experimentam informações sociais tão intensamente que as sobrepujam. Por causa disso, seu cérebro fecha, embaralha ou atenua o fluxo de informações sociais e isso permite que mais energia seja dedicada ao pensamento não social. Em alguns casos, pode levar a capacidades avançadas em arte, música, design, engenharia e ciência.

Os "nerds", engenheiros e cientistas geniais da imaginação popular, podem ser os melhores contribuintes solitários em suas áreas. Eles têm uma capacidade mental extra para empregar, já que estão liberados do fardo do pensamento social.

Mas a capacidade de cooperar, explicar e fazer os outros aceitarem suas ideias é mais limitada e pode exigir a assistência de pessoas socialmente orientadas. Enquanto eles disseminam amplamente novos conhecimentos, as pessoas socialmente orientadas podem ser mais impactantes do ponto de vista do grupo.

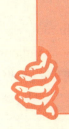

> Se não houver nenhuma ameaça física ou tarefa computacional imediata, o cérebro volta instantânea e automaticamente a pensar em informação social.

Partes sobrepostas do cérebro concentram-se na resolução de tarefas visuais, tarefas motoras e problemas computacionais. Assim que essas tarefas terminam, o cérebro muda rapidamente para outras áreas que envolvem pensar em nós mesmos e em nossas relações sociais. Toda a capacidade e tempo reservas são dedicados à cognição social. Esse é nosso modo-padrão sempre que há tempo mental disponível.

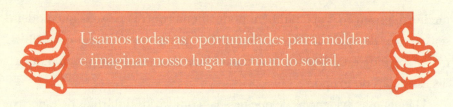

> Usamos todas as oportunidades para moldar e imaginar nosso lugar no mundo social.

Regiões do cérebro com pensamento social estão trabalhando ativamente em bebês poucos dias após o nascimento. Nosso cérebro é incrivelmente flexível, mas estamos dispostos a aceitar novas experiências através de um processamento social quase constante, mesmo antes de tomarmos consciência disso.

Ninguém é uma ilha

Somos o mais social de todos os primatas. Nosso neocórtex gigante evoluiu para compreender e atualizar as relações com as pessoas de nossa tribo.

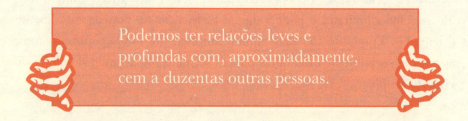

> Podemos ter relações leves e profundas com, aproximadamente, cem a duzentas outras pessoas.

Nas sociedades nômades de caçadores-coletores das quais evoluímos, esse era o tamanho apropriado da comunidade. Os grupos de pessoas tinham que ser pequenos, móveis e muito coesos. A maioria dos grupos tribais, e até mesmo organizações modernas como as unidades militares operacionais, se enquadram nessa faixa de tamanho. Temos conhecimento pessoal de todos os membros do grupo. Podemos administrar nossas interações através de fofocas, censura e contato direto, conforme necessário. E não são necessárias regras formais, leis ou códigos de conduta complexos em tais situações.

Foi apenas o advento da revolução agrícola que deu início a uma nova era que permitiu sociedades maiores. Mas, sob essa civilização moderna, ainda batia o coração dos indivíduos que evoluíram para estarem em pequenos bandos de caçadores-coletores.

Só porque esses grupos eram menores, não significa que não precisávamos mais cooperar para sobreviver. Na verdade, não podemos viver sozinhos.

O isolamento social tem efeitos devastadores sobre nossa saúde mental. Mesmo antes de ficarmos literalmente loucos pelo isolamento total, nosso cérebro e nossos comportamentos mudam.

> Se as pessoas se isolam socialmente, deixam de imitar e simular os sentimentos alheios.

O que você acaba experimentando são comportamentos impulsivos, gananciosos e egoístas – não é uma combinação muito boa. Quando somos forçados ao isolamento, começamos a nos comportar de forma antissocial.

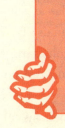 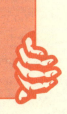

> Temos sistemas cerebrais sofisticados para avaliar as reações dos outros em relação a nós e os usamos para construir nossa autoidentidade.

A avaliação refletida é a soma total dos comportamentos dos outros relacionados a nós. Qual é o tom de voz deles? E qual é a postura corporal? A que distância estão de nós? Que microexpressões estão passando por seus rostos quando falam? O que eles estão dizendo sobre nós e sobre outros que nos são queridos?

Usamos todas essas informações para entender quem somos. A avaliação refletida é uma habilidade que se torna muito importante durante a adolescência. Quando perguntados sobre si mesmos, os adolescentes acessam partes do cérebro relacionadas à avaliação refletida. Em outras palavras, "quem eles são" é diretamente tirado de seu modelo da opinião dos outros sobre eles! O impacto das opiniões dos colegas nessa idade é muito poderoso.

Temos sistemas avançados para compreender a visão que os outros têm de nós, e essa percepção molda ativamente nossa identidade. No Ocidente, a noção de um indivíduo autônomo e independente é muito popular, e muitas vezes nos consideramos únicos e importantes. Acreditamos que o eu está lá para nos proteger contra forças externas indesejadas. Na realidade, não é assim.

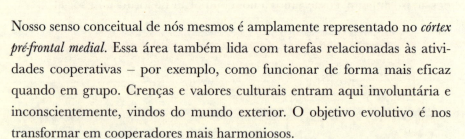

Há um alçapão escondido em nossa mente que permite que influências sociais externas inundem nosso cérebro e moldem nossa autoimagem.

Nosso senso conceitual de nós mesmos é amplamente representado no *córtex pré-frontal medial*. Essa área também lida com tarefas relacionadas às atividades cooperativas – por exemplo, como funcionar de forma mais eficaz quando em grupo. Crenças e valores culturais entram aqui involuntária e inconscientemente, vindos do mundo exterior. O objetivo evolutivo é nos transformar em cooperadores mais harmoniosos.

Nosso "eu" é essencialmente uma sobreposição de várias influências culturais pelas quais estamos cercados. Isso pode incluir nossa família, vizinhos, colegas de trabalho, grupos locais, religião e país. Rios de informações culturais fluem em nossa mente e constantemente reformulam nossa identidade conceitual e nossas crenças.

Não há ego ou personalidade solitária a proteger – estamos abertos à formação cultural contínua e não podemos detê-la.

O cabo de guerra nunca terá fim. Nossas necessidades individuais e de autoexpressão estão em guerra com a necessidade de nos adequarmos às normas de nosso grupo e de nos encaixarmos.

A necessidade de pertencimento e validação

O apego é um negócio sério para todos os mamíferos, mas para as pessoas é crucial, uma vez que temos uma infância longa, fisicamente indefesa e prolongada.

O *córtex cingulado anterior dorsal* (CCAd) mantém um registro de nossas necessidades e se estão sendo atendidas. Se não estiverem, isso gera um alarme imediato. Uma das condições que desencadeia o CCAd é a separação social.

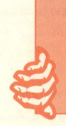
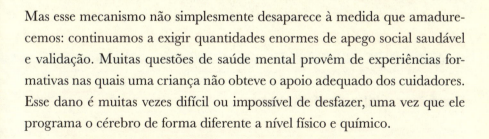

Sentimos a separação social como algo extremamente doloroso. Isso acontece para manter bebês cheios de necessidades próximos de seus pais.

Mas esse mecanismo não simplesmente desaparece à medida que amadurecemos: continuamos a exigir quantidades enormes de apego social saudável e validação. Muitas questões de saúde mental provêm de experiências formativas nas quais uma criança não obteve o apoio adequado dos cuidadores. Esse dano é muitas vezes difícil ou impossível de desfazer, uma vez que ele programa o cérebro de forma diferente a nível físico e químico.

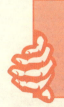
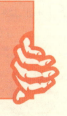

Nossa necessidade de pertencimento e de nos sentir amados é central para nosso bem-estar.

Aqueles que sofreram bullying na infância são várias vezes mais propensos a cometer suicídio na idade adulta.

Chegamos a ser influenciados por estranhos totais com os quais não queremos interagir. Se eles nos dizem que gostam de nós, o sistema de recompensa do cérebro é ativado: temos uma sede insaciável de valorização e validação. Quando a valorização é retribuída, ela nos aproxima mais. Quantidades ilimitadas de valorização e bajulação podem ser dirigidas aos outros e eles a refletem de volta – mantendo-nos socialmente unidos.

 Atividades de grupo síncronas unem as pessoas.

Você já observou um grupo de pessoas praticando tai chi? Há uma unidade e uma conexão inconfundíveis entre elas. Vemos o mesmo em uma aula de ioga, ensaio de coral, ritual religioso ou oração em grupo, e até assistindo a torcida fazendo a ola em um grande evento esportivo.

O truque está em fazer. Nossos neurônios espelho entram em ação e imitam os movimentos e os estados mentais alheios. Você não precisa nem gostar nem conhecer os outros participantes do grupo, nem mesmo desfrutar da atividade. As ações sincrônicas ainda resultarão em vínculos, o que fortalecerá os laços sociais, e o sentimento pessoal é de bem-estar e conexão. O resultado evolutivo é uma chance maior de sobrevivência do grupo.

Pressão social e conformidade

Muitos de nós gostamos de pensar que somos autônomos e independentes na maioria das circunstâncias. Na realidade, não é assim.

 A maioria das pessoas olha para os outros para decidir como deve se comportar.

É provável que nos apoiemos nos valores culturais e no comportamento dos outros ao nosso redor. Isso é especialmente verdade em tempos de estresse e incerteza.

A responsabilidade externa cria uma pressão adicional sobre nossos sentimentos internos. Estamos cientes de que é mais provável que enfrentemos consequências pelo descumprimento se formos julgados publicamente.

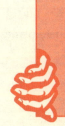

> É mais provável que estejamos em conformidade quando sabemos que nossas ações estão sendo testemunhadas por outros.

As correntes sociais mais fortes contra as quais se pode nadar são as da variedade "nós contra o mundo".

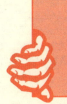 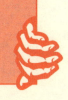

> Se o comportamento do grupo for unânime, achamos ainda mais difícil resistir a seu exemplo.

A confiança também é um fator importante.

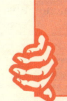 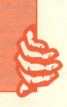

> Consistência e crença inabalável por parte de alguns poucos indivíduos-chave podem mover o comportamento de um grupo.

Às vezes, essas condições iniciais de partida podem, involuntariamente, endurecer e virar "tradições". Alguns poucos indivíduos confiantes influenciam o grupo, e esse comportamento então se torna amplamente praticado – talvez até unânime.

Depois disso, torna-se muito difícil desbancar esse precedente estabelecido. Se algo se populariza, alternativas igualmente boas ou mesmo superiores têm que lutar por aceitação. Isso se deve apenas ao fato de não terem alcançado primeiro a massa crítica do consenso social. Como as pessoas buscam a popularidade como um indicador de "prova social", é difícil superar a liderança inicial criada pelas práticas ou ideias populares. Pequenas perturbações ou aleatoriedades em estágios formativos podem produzir enormes variações na adoção de crenças e comportamentos.

Grupos internos e grupos externos

Existe uma tensão inerente entre as necessidades do indivíduo e seu grupo. Mas igualmente importante é a competição intergrupal.

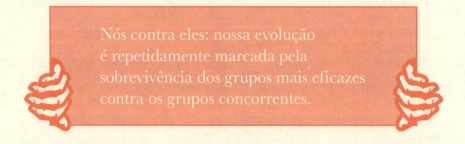

Nós contra eles: nossa evolução é repetidamente marcada pela sobrevivência dos grupos mais eficazes contra os grupos concorrentes.

Já discutimos: a oxitocina não é simplesmente a substância química do amor, como diz a imaginação popular. Sim, ela cria um forte vínculo entre pais e filhos, assim como outros membros do grupo. Mas também fomenta ativamente a hostilidade para com os membros de grupos externos.

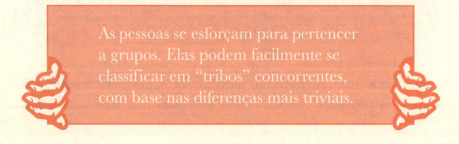

As pessoas se esforçam para pertencer a grupos. Elas podem facilmente se classificar em "tribos" concorrentes, com base nas diferenças mais triviais.

A lealdade do grupo pode se desenvolver com muita velocidade e até se formar em torno de crenças e ações sem sentido. Rapidamente nos tornamos torcedores de nosso time esportivo e zombamos das pessoas que estão do outro lado dessa afiliação. Construímos ativamente muros e limites para proteger nossas novas crenças. Quanto mais visíveis e externas essas diferenças forem, mais fácil será nós nos sentirmos superiores às pessoas de outros grupos.

Em termos de evolução, a fé religiosa e o pertencimento têm um apoio adicional dentro do cérebro. A *ínsula* é uma região do cérebro que parece estar conectada à nossa experiência de uma divindade unitária. O *nucleus candidate* produz sensações de alegria, amor e autoconsciência. Essas áreas se combinam com o pertencimento de grupo para formar uma base poderosa para as religiões como formas de grupamentos sociais. Pertencer a uma religião pode produzir crenças fortemente mantidas e ter um impacto profundo em nossos comportamentos.

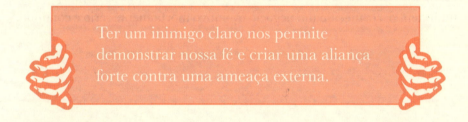

Ter um inimigo claro nos permite demonstrar nossa fé e criar uma aliança forte contra uma ameaça externa.

Muitas estratégias de escalada são usadas para "vencer" na disseminação de ideias, comportamentos e pacotes culturais entre grupos:

- **Evangelismo:** divulgar ativamente as ideias para demonstrar as vantagens de pertencer ao seu grupo;
- **Difamação:** concentrar-se ativamente em falsidades ou enfatizar as piores qualidades de outros grupos;
- **Reprodução:** ter mais filhos criados dentro de seu sistema de crenças. Isso permitirá competir com outros grupos ao longo do tempo através de pressões populacionais;
- **Conversão forçada:** coagir as pessoas a cumprirem seus códigos de comportamento e suprimir expressões alternativas. Isso é feito

frequentemente tirando à força as crianças mais novas de seu grupo original para doutriná-las;
- **Excomunhão:** banir os não conformistas para as bordas do grupo ou exilá-los;
- **Subjugação:** negar direitos ou liberdades fundamentais aos membros de grupos externos. Em circunstâncias extremas, o resultado é a escravidão. Inclui violência sexual e estupro sancionado;
- **Morte:** matar inimigos em guerra aberta ou em conflitos de baixo grau.

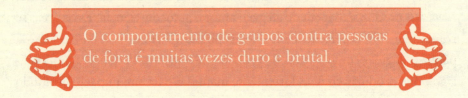
O comportamento de grupos contra pessoas de fora é muitas vezes duro e brutal.

Nossa necessidade de nos unirmos para competir contra outros grupos culturais tem permanecido um negócio evolutivo mortalmente sério e contínuo.

Capítulo 21
PROPRIEDADE, JUSTIÇA E FAVORES

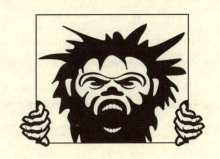

Propriedade e posse

Imagine que você esteja na savana africana há 100.000 anos com o resto de sua pequena tribo e tentando sobreviver. O que carregaria consigo? Seja lá o que você escolhesse melhoraria suas perspectivas de sobrevivência. Infelizmente, você tem que carregar o bebê inútil, que chora e solta puns, já que ele ainda não é capaz de sobreviver sozinho. O que mais? Carregaria comida, água, uma arma?

Talvez você tenha encontrado uma pedra de bom tamanho com uma aresta afiada que daria uma grande arma ou ferramenta para esfolar animais. Deveria pegá-la e carregá-la? Não é uma decisão fácil. Por um lado, encaixa bem em sua mão e seria uma ferramenta maravilhosa. Por outro, é bastante pesada, e você está se comprometendo a carregá-la consigo para todos os lugares aonde for em um futuro próximo. Você está constantemente em movimento. Anda em média dez quilômetros por dia, como o resto de seus contemporâneos. O gasto de energia necessário para carregar a pedra é significativo.

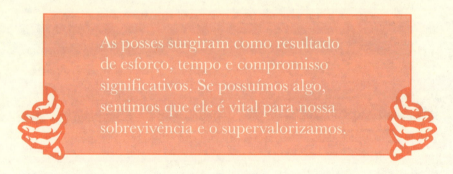

As posses surgiram como resultado de esforço, tempo e compromisso significativos. Se possuímos algo, sentimos que ele é vital para nossa sobrevivência e o supervalorizamos.

Fica ainda mais complicado tomar a decisão de carregar a pedra. Talvez haja um campo de xisto com muitas pedras afiadas similares logo à frente e que você ainda não esteja vendo. Ou talvez você esteja caminhando para um terreno plano com apenas areia e argila, e tal pedra não estará disponível nunca mais. Temos um medo profundo de perder oportunidades.

PROPRIEDADE, JUSTIÇA E FAVORES | 251

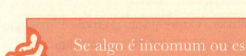

> Se algo é incomum ou escasso, assume um valor extra em nosso cérebro.

Quando possuímos algo, valorizamos essa coisa mais do que as outras pessoas. Nosso foco se volta para guardar zelosamente o que já temos, e não adquirir algo novo. Como já discutimos, o medo da perda é um motivador mais poderoso do que o ganho. Ele é aproximadamente duas vezes mais poderoso, dependendo das circunstâncias.

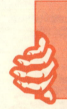 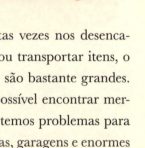

> A supervalorização dos bens está enraizada em nossa necessidade de nos prepararmos para um futuro incerto.

No mundo moderno, esses impulsos evolutivos muitas vezes nos desencaminham. Não temos mais problemas para carregar ou transportar itens, o porta-malas do carro ou a caçamba da caminhonete são bastante grandes. Tampouco nos preocupamos em adquirir itens – é possível encontrar mercados eficientes para qualquer tipo de objeto. E não temos problemas para armazenar nossos objetos: armários, despensas, oficinas, garagens e enormes armazéns de unidades de armazenamento atestam isso. Nós acumulamos e "coletamos" um número desconcertante e uma variedade de itens.

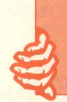 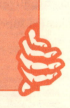

> A propriedade não tem que ser literal. Outros fatores podem influenciar nosso senso psicológico de posse.

O toque físico e o manuseio de um item nos torna mais apegados a ele. Experimentar roupas ou fazer um test drive de um carro simula a percepção de propriedade e gera emoções positivas. A antecipação estimula a imaginação e faz com que você sinta como se já tivesse o item enquanto simula seu uso. A discussão positiva e a visualização ativa de tal futuro também podem influenciar a velocidade e o grau de apego.

Justiça ou revolta

Evoluímos para sermos altamente cooperativos. Entretanto, há sempre uma tensão entre a satisfação de nossas necessidades individuais e as do grupo. Podemos sempre optar por agir de forma gananciosa e egoísta, mas corremos o risco de perder os benefícios imediatos e a longo prazo da cooperação com outros.

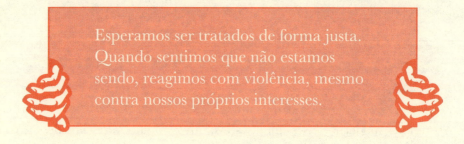
Esperamos ser tratados de forma justa. Quando sentimos que não estamos sendo, reagimos com violência, mesmo contra nossos próprios interesses.

Se olhada do ponto de vista do benefício individual, essa parece ser uma resposta desadaptada. Afinal de contas, "melhor ter pouco que não ter nada". E, pela mesma lógica, até um centésimo de alguma coisa nos deixa individualmente melhor – portanto, devemos aceitá-lo em vez de nada.

No entanto, existe uma grande pressão evolutiva para tornar nossa espécie cooperativa. Nossos primos primatas também são programados para rejeitar a injustiça. Preferimos não receber nada, ou mesmo ter consequências negativas, do que aceitar um resultado injusto. O impacto emocional da injustiça supera quaisquer benefícios palpáveis obtidos.

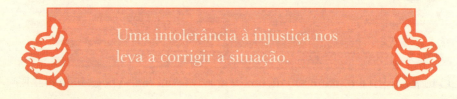
Uma intolerância à injustiça nos leva a corrigir a situação.

PROPRIEDADE, JUSTIÇA E FAVORES | 253

A injustiça é como uma comichão que temos que coçar. Quando a testemunhamos ou experimentamos, muitas vezes temos uma reação desproporcional que fica nos incomodando. A *ínsula anterior,* juntamente com outras áreas do cérebro, está envolvida no processamento desses sentimentos. A indignação vai continuar até que resolvamos a situação.

A parte do *sulco temporal superior* do cérebro nos ajuda a imaginar e simpatizar com as emoções de outras pessoas. Sentimos a felicidade do outro como resultado de nossa generosidade, mesmo que isso exija nosso sacrifício. Os neurônios espelho nos permitem entrar na cabeça de outras pessoas, simulando suas emoções. Temos uma forte necessidade de criar essas reações empáticas e, inclusive, as generalizamos para bichinhos de pelúcia e programas de computador.

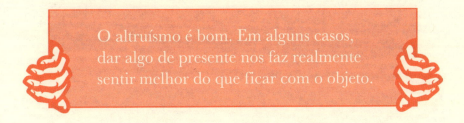

O altruísmo é bom. Em alguns casos, dar algo de presente nos faz realmente sentir melhor do que ficar com o objeto.

Há uma parte de nosso cérebro chamada de *corpo estriado ventral* que é altamente sensível às recompensas gerais para o grupo – e não para nós como indivíduos. Isso contrabalança nossa necessidade de maximizar o valor pessoal em cada troca com outros.

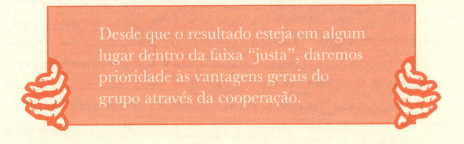

Desde que o resultado esteja em algum lugar dentro da faixa "justa", daremos prioridade às vantagens gerais do grupo através da cooperação.

É bom ajudar a quem gostamos. Quando pensamos em cooperação, muitas vezes nos concentramos nos benefícios que recebemos do apoio alheio. Mas ainda há outro benefício.

> Servir e apoiar os outros contribui para nosso sentimento de bem-estar.

Além de sermos egoístas, experimentamos o bem-estar dos outros como um importante objetivo interno.

Esferas sociais e transacionais

Em que circunstâncias se aplicam as considerações sociais? Quando é provável que sejamos mais egoístas e focados no individual?

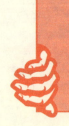

> Operamos em duas esferas separadas e incompatíveis – trocas sociais e transacionais. Cada uma delas é regida por normas diferentes.

A esfera social envolve interações contínuas, talvez vitalícias, com um número relativamente pequeno de nossos membros tribais. A esfera transacional predomina quando estamos lidando com estranhos ou pessoas com as quais não esperamos ter contato regular. Na esfera social, não exigimos que um favor ou obrigação seja imediatamente concedido. Na esfera transacional, sim.

Imagine duas situações similares: você é um especialista com alta remuneração em determinada área de conhecimento. Um amigo vem até você precisando de sua ajuda. Na primeira situação, ele simplesmente pede sua ajuda. Na segunda, ele se oferece para pagar metade de sua taxa normal. Os resultados são previsíveis. Se ele simplesmente pedisse ajuda, você provavelmente atenderia e se sentiria bem porque poderia compartilhar sua vasta experiência. Se ele pedisse uma taxa reduzida, você provavelmente se sentiria ressentido e desvalorizado, e seria menos provável que o ajudasse.

Imagine mais duas situações: um amigo lhe traz um pequeno presente, e você agradece. Na primeira situação ele menciona que comprou esse presente porque pensou especificamente em você e sabia que iria gostar. Na segunda situação, menciona que não foi nada demais porque foi muito barato. Mais uma vez, os resultados são previsíveis. Na primeira situação, você ficaria grato. Na segunda, você se sentiria desprezado ou ressentido. Relações sociais danificadas dessa forma são muito difíceis de reparar.

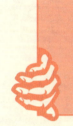

A menção a considerações financeiras move as interações do âmbito social para o âmbito transacional. Elas permanecem lá por um longo tempo depois.

Uma vez mencionado o dinheiro, as pessoas se tornam mais egoístas e autossuficientes. Elas querem passar mais tempo sozinhas ou trabalhando em atividades solo.

Reciprocidade e obrigação

Muitos animais comercializam e compartilham alimentos para ajudar uns aos outros. É claro que os indivíduos dominantes comem primeiro, mas, depois de empanturrados, podem oferecer os restos aos outros como sinal de sua magnanimidade.

Quando alguém faz algo por nós, nos sentimos obrigados a retribuir o favor.

Mas isso não explica o altruísmo recíproco dos humanos. Ele se estende consistentemente pelo tempo e não acaba simplesmente no momento da troca.

Ao contrário de outros animais, nós temos noção de nossas obrigações. Ficamos desconfortáveis e um pouco ansiosos até perdoar ou pagar a dívida. É uma norma de comportamento humano universal e provavelmente surgiu de nossa necessidade de cooperar quando as condições de escassez ou fome prevaleciam.

> O retorno de débitos pode assumir uma grande variedade de formas.

Isso inclui alimentação, ensino de habilidades, comércio, doação de presentes, alianças, defesa, cuidados ou mesmo favores futuros não especificados. Nossos ancestrais antigos criaram teias de endividamento e redes complexas de obrigações que se esperava que fossem honradas.

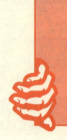

> O poder da obrigação futura permitiu que as pessoas doassem recursos sem realmente perdê-los. Elas podiam obter cooperação de forma confiável através de gestos generosos.

Reciprocidade e hospitalidade são mais fáceis quando estamos falando de relações de proximidade. Entretanto, para que as pessoas estendam as mesmas opções de cooperação aos não parentes, certas condições evolutivas têm que estar em vigor:

- Temos que estar intrinsecamente motivados a doar e a desfrutar do ato;
- Tem que haver interações repetidas, incluindo uma oportunidade futura de devolver o favor;

- Temos que reconhecer pessoas especificamente e lembrar as obrigações que devemos a cada uma;
- A necessidade de retribuir o favor não deve desaparecer muito rapidamente, em especial para obrigações maiores ou mais memoráveis;
- Nossa reputação de integridade é um importante capital social; assim, podem esperar que honremos nossos compromissos;
- Um presente inicial tem que acionar de forma confiável uma obrigação de valor igual ou maior.

O último ponto é importante.

Os presentes provocam endividamento, mesmo quando não são solicitados.

Se a pessoa que oferecesse um presente inicial fosse constantemente desprezada e nenhum valor voltasse para ela, todo o sistema se quebraria. De uma perspectiva evolucionária, mesmo débitos não solicitados obrigam à reciprocidade. Embora nem sempre seja algo alegre ou completamente voluntário, é muito difícil não retribuir um favor não solicitado. De uma forma muito real, não podemos escolher com quem nos endividamos, o poder está nas mãos daqueles que iniciam a troca.

Se recebêssemos uma recompensa consistente, mas menor do que o valor de nosso presente inicial, não conseguiríamos desenvolver uma cooperação confiável. A evolução tem distorcido as trocas na direção do doador inicial do presente para que o grupo se beneficie de ser altamente cooperativo.

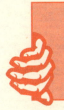 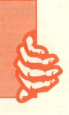

Um pequeno favor inicial pode muitas vezes resultar em uma obrigação substancialmente maior em troca.

Uma vez que existe uma tendência de devolver mais valor, ela pode ser explorada com frequência. As amostras são um exemplo perfeito. Se alguém experimenta um produto ou serviço e se beneficia dele, há um forte impulso de comprá-lo. A amostra "grátis" coloca correntes de obrigações em nós.

Essa abordagem é altamente eficaz como uma técnica de escalada de vendas e está ligada ao nosso senso de integridade pessoal.

> As pessoas que fazem um pequeno favor inicial são mais propensas a fazer um favor muito maior subsequente.

Capítulo 22
CONFORMIDADE E INTEGRIDADE

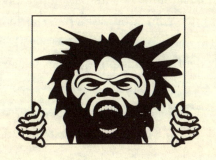

A vida interior dos outros

No Ocidente, há uma crença cultural amplamente difundida de que os indivíduos são a unidade básica da sociedade. Nossa vida particular importa, e a forma única de nos expressarmos é a chave para nossa felicidade. Conformar-se é visto como fraqueza de caráter ou falta de força de vontade. Na verdade, a própria ideia de pessoa independente foi enfiada na nossa cabeça pela tribo cultural ao nosso redor.

Em contraste, no Oriente, as sociedades estão organizadas em torno de normas de grupos mais evolutivamente naturais. Espera-se que as pessoas vivam em harmonia umas com as outras para ter melhores chances de criar uma vida comunitária eficaz. A região cerebral ligada ao nosso senso conceitual de identidade é influenciada por questões sociais, e não há nada que possamos fazer para evitar isso.

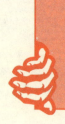

Os sinais sociais que recebemos das pessoas ao nosso redor moldam profundamente nosso comportamento, mesmo quando não temos conhecimento deles.

Estamos altamente sintonizados com as vozes, gestos e expressões faciais das pessoas. Rostos, em particular, oferecem uma ampla gama de informações: expressões faciais inatas universais nos fornecem informações sobre pessoas de fora. A *área fusiforme da face* nos permite tomar características desconectadas e reconhecer um rosto específico ou uma expressão emocional. Isso é combinado com informações sobre a identidade da pessoa e nossa história com ela. Através do uso de neurônios espelho, podemos criar instantaneamente estados empáticos simulando os sentimentos do outro e, assim, reagir adequadamente. Isso nos dá pistas vitais sobre como proceder.

A capacidade de reconhecer com precisão e de forma crítica a relação emocional que temos com as pessoas depende de uma noite de sono adequada. Se sabotarmos nosso descanso, acordaremos na manhã seguinte com uma orientação mais paranoica. Mesmo expressões neutras evocarão sentimentos de medo ou ameaça potencial.

Poder de grupo

Como já discutimos, somos criaturas altamente culturais. Usar o conhecimento acumulado de nossa tribo nos dá vantagem de sobrevivência. A cultura é muito mais poderosa do que qualquer coisa que possamos recriar por experiência direta. Para transmitir cultura, temos que pressupor que existem regras e normas sociais, e nos conformar a elas.

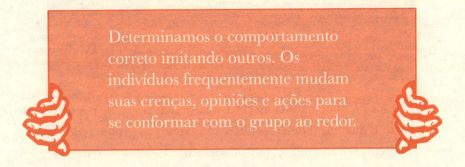

Determinamos o comportamento correto imitando outros. Os indivíduos frequentemente mudam suas crenças, opiniões e ações para se conformar com o grupo ao redor.

Procuramos principalmente dois tipos de pistas para determinar quando agir em cima dessa "prova social".

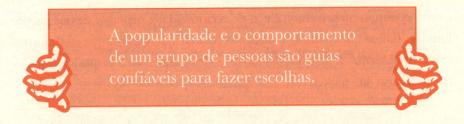

A popularidade e o comportamento de um grupo de pessoas são guias confiáveis para fazer escolhas.

Nossa necessidade de conformidade está fortemente ligada ao número de pessoas ao nosso redor que estão realizando o comportamento em questão.

Como observado anteriormente, damos mais atenção aos professores e modelos que são do mesmo sexo, que falam a mesma língua e que são de nossa etnia.

> É mais provável que sejamos influenciados por pessoas mais parecidas conosco.

Esse efeito é mais poderoso quando não sabemos quais são os comportamentos sociais corretos para determinada situação. Nessas circunstâncias, buscamos segurança e queremos evitar consequências negativas inesperadas. Portanto, prestamos atenção extra à forma como os outros ao redor estão se comportando.

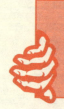

> Quando não temos certeza de nós mesmos ou do que nos rodeia, é mais provável que sejamos influenciados por outros.

As normas sociais podem funcionar em ambas as direções. Se por algum motivo acharmos que nosso desempenho é inferior ao do grupo, redobraremos nossos esforços. Entretanto, se descobrirmos que estamos à frente da norma do grupo, faremos pior para nos encaixarmos direito.

Integridade e consistência

Como já dito, o mecanismo crítico de reciprocidade depende de obrigações futuras. Temos que lembrar e pagar as dívidas que contraímos com outros. Da mesma forma, temos que ser capazes de contar com a disposição do outro de honrar sua palavra.

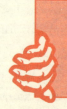 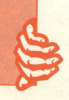

> Temos que ser capazes de confiar na integridade dos outros, e na sua vontade de agir de forma consistente e honrada.

CONFORMIDADE E INTEGRIDADE | 263

A própria palavra "consistência" conjuga qualidades relacionadas a confiabilidade, disciplina e previsibilidade. Em contraste, uma pessoa inconsistente pode ser caracterizada como sorrateira, arbitrária, instável, inconstante ou não confiável – um inventário não muito lisonjeiro.

A inconsistência não é apenas prejudicial para a reputação do indivíduo, ela também traz uma enorme pressão social.

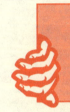 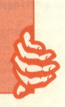

> Nossa necessidade de conformidade com as normas do grupo exige que nos portemos de forma consistente.

Se alguém não está de acordo com os comportamentos e crenças do grupo, é, por definição, um membro ruim da equipe. Muitas vezes, sanções sociais severas recairão sobre essa pessoa. Ela será forçada a se conformar ou será retirada do grupo.

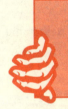 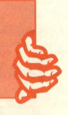

> Uma vez formulada uma posição, existe uma forte pressão para que nos mantenhamos consistentes a ela.

Mesmo pequenas inclinações sutis em nosso pensamento inicial podem endurecer rapidamente e virar crenças e comportamentos firmes.

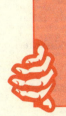 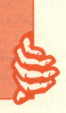

> Para criar consistência, temos que nos comprometer. Os compromissos mais fortes são escolhidos livremente, de forma pública e envolvem sacrifício.

Se essas condições estiverem presentes, sentiremos uma dupla pressão. Nossa autoimagem interna vai querer permanecer em integridade com nossas ações. As percepções externas dos outros também nos forçarão a cumpri-las. Depois que tais compromissos forem formados, eles não precisarão de muita manutenção. Operamos em piloto automático até que sejamos forçados a mudar a crença novamente no futuro.

As sementes da ação voluntária

Carvalhos imponentes crescem a partir de uma única semente.
    Da mesma forma, os poderosos compromissos têm origem em pequenas ações voluntárias.

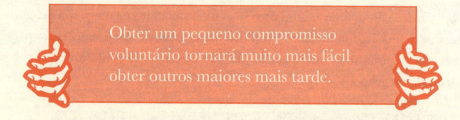

Obter um pequeno compromisso voluntário tornará muito mais fácil obter outros maiores mais tarde.

Como vimos acima, é muito difícil mudar crenças arraigadas. A melhor maneira de proceder é através de um ataque sorrateiro – começar pequeno e ir aumentando.

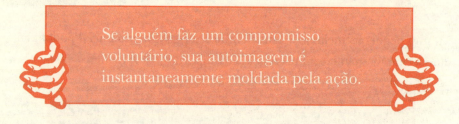

Se alguém faz um compromisso voluntário, sua autoimagem é instantaneamente moldada pela ação.

Isso inicia um efeito bola de neve, e ações mais significativas, consistentes com as primeiras, tornam-se possíveis. Tais compromissos progressivamente crescentes criam uma dinâmica de conformidade que pode resultar em mudanças maciças.

À medida que envelhecemos, nossa necessidade de permanecer coerentes com nossos compromissos parece aumentar. Não está claro se isso se deve à diminuição da plasticidade do cérebro ou se é resultado da conservação da energia mental.

Assumindo uma posição pública

Somos constantemente observados e julgados por outros. A pressão dos colegas, a conformidade com as normas sociais e as sanções pelo não cumprimento constituem nosso mundo cotidiano.

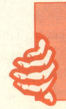

> Quanto mais públicos forem os nossos compromissos, mais fortemente nos manteremos fiéis a eles.

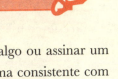

Levantar a mão, fazer uma declaração verbal, escrever algo ou assinar um documento aumenta nossa probabilidade de agir de forma consistente com nossas declarações.

> Saber que nossas ações serão testemunhadas por outros é uma força muito poderosa.

Autossacrifício

Você está dentro ou fora?

Está por conta própria ou atento ao bem-estar de sua tribo?

Respostas a perguntas como essas tiveram consequências de vida ou morte ao longo de nossa história evolucionária.

Uma maneira eficaz de avaliar o compromisso de alguém era submetê-lo a um teste. Se ele estivesse disposto a sacrificar seus próprios interesses pelos do grupo, seria considerado confiável e aceito.

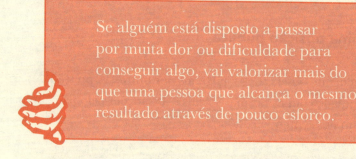

Se alguém está disposto a passar por muita dor ou dificuldade para conseguir algo, vai valorizar mais do que uma pessoa que alcança o mesmo resultado através de pouco esforço.

Tais testes e rituais de iniciação para grupos são uma experiência humana consistente. No mundo moderno, eles continuam sob a forma de trotes universitários, testes para entrar em gangues e vários campos de treinamento militares. Eles persistem porque são projetados para nos aproximar dos limites do esforço físico, da tensão psicológica e do constrangimento social.

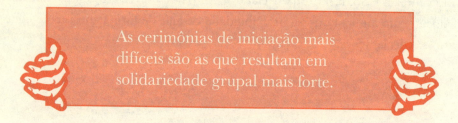

As cerimônias de iniciação mais difíceis são as que resultam em solidariedade grupal mais forte.

O sacrifício aumenta o compromisso do novo membro com o grupo e cria um sentimento de realização e orgulho. A dificuldade de obter aceitação torna a afiliação ao grupo atrativa para futuros membros em potencial.

PARTE V
E AGORA?

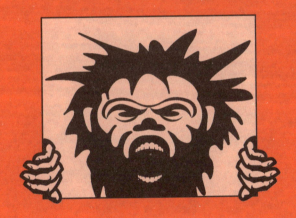

Capítulo 23
COMO SER MAIS PRIMITIVO

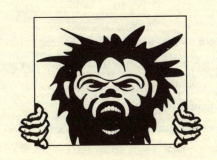

272 | A MENTIRA DA RACIONALIDADE

Obrigado por me deixar ser seu guia em nossa primeira aventura de descoberta do cérebro!

Espero que você tenha aprendido algo novo e mudado a perspectiva sobre seus companheiros humanos. A aplicação do conhecimento deste livro a domínios particulares exigiria muitos volumes adicionais.

No entanto, gostaria de deixá-lo com algumas reflexões rápidas sobre como ser mais eficaz e realizado. São instruções que você deve explorar agora que entende por que elas são fundamentais para sua humanidade.

Durma direito

Quer ser um idiota paranoico e agressivo? Quer ser chato, incapaz de aprender e sem pensamentos originais ou criativos? Deseja ser mais propenso a se machucar, sofrer de uma ampla gama de doenças, ter um desempenho físico deficiente e morrer prematuramente?

Você pode ter isso e muito mais simplesmente não conseguindo dormir de forma regular e adequada!

Dormir é fundamental para toda a vida animal na Terra. No entanto, como seres humanos "modernos", nós mesmos nos sabotamos regularmente. Nossos ritmos naturais baseados em luz e escuridão são anulados por luzes artificiais. Pensamos, erroneamente, que estamos sendo mais "produtivos" por ficarmos acordados até tarde da noite.

Infelizmente, esse "déficit de sono" nunca poderá ser totalmente reembolsado. Os danos que fazemos ao cérebro e ao corpo são cumulativos e afetam muitos aspectos de nossa vida.

Nossa natureza hipersocial depende significativamente da capacidade de ler e compreender as nuances das emoções dos outros. Sem os benefícios de um sono adequado, não podemos funcionar como indivíduos nem construir uma sociedade eficaz e saudável.

Está escuro lá fora. Largue o celular. Não assista a outro episódio de seu programa favorito. Apague as luzes.

Vá dormir.

Esteja em seu corpo

O cérebro é frequentemente considerado o mestre das marionetes, e o corpo meramente seu servo obediente.

Essa separação artificial não existe.

A evolução moldou você no nível genético. Embora o cérebro seja um componente importante do corpo, ele é apenas um entre muitos. Sem circulação, respiração e digestão, você não estaria aqui.

Embora o foco deste livro tenha sido o cérebro, o sistema nervoso central se estende a numerosos sistemas corporais. Ele dá ordens e coleta informações em um diálogo contínuo: os nervos de controle muscular voluntário se estendem até as pontas dos membros e permitem que você se movimente no mundo. Seu cérebro está em toda parte e pertence a um organismo unificado.

O corpo é realmente um templo, e sua manutenção saudável é necessária para o desempenho máximo do cérebro. Como mencionei acima, o sono é fundamental tanto para a manutenção do cérebro quanto para a manutenção do corpo. Além disso, exercícios regulares e uma dieta saudável também são fundamentais.

Quase todos os atletas de nível olímpico incorporam treinamento com pesos em seu regime, e nossos músculos contêm as células nervosas que os controlam. A única maneira de melhorar e reparar essas conexões neurais de forma confiável é rasgar o tecido muscular no qual elas estão inseridas. Ao esticar e reconstruir os músculos, seu sistema nervoso e cérebro são melhorados. Não dá para obter esse benefício apenas com exercício cardiovascular.

Se você se exercita, deve considerar fazer isso o máximo possível fora de casa. Evoluímos para nos sentir seguros e energizados ao nos movimentarmos através do mundo natural. Nosso estilo de vida moderno exige que passemos a maior parte do tempo em edifícios e veículos projetados especificamente para manter o mundo natural do lado de fora. Há cada vez mais evidências científicas de que menos tempo ao ar livre afeta negativamente nosso bem-estar mental e físico.

Vá lá para fora e mexa-se.

274 | A MENTIRA DA RACIONALIDADE

Acesse regularmente sua intuição e emoções

Com exceção das crises em nível de sobrevivência, todas as decisões dependem da sua capacidade de se sintonizar com os sentimentos. As partes racionais da mente estão em grande parte adormecidas, e a profunda sabedoria pré-verbal de seu inconsciente dirige o espetáculo. As emoções ditam de forma confiável suas afinidades ou aversões com base em experiências e memórias passadas.

Infelizmente, na maioria das vezes, não temos conhecimento de nossos estados internos sutis. Muitas vezes operamos sob níveis contínuos de estresse autoinduzido que goteja como veneno corrosivo em nós todos os dias. Priorizamos o desfile sem fim das coisas que "devemos" fazer no mundo às custas do nosso autocuidado. Isso cria uma falsa dicotomia entre responsabilidades e descanso. Nós sabotamos as duas coisas ao completar tarefas por meio da pura força de vontade.

Para reequilibrar, basta dar um passo atrás.

Ouvir nossas emoções exige que criemos o espaço mental para que isso aconteça. Só podemos fazer isso se recusarmos regularmente o ruído mental e ouvirmos a comunicação sutil que vem à nossa consciência.

Uma maneira fantástica é participar com regularidade de práticas intencionais de cuidado com a mente.

Atividades como meditação, tai chi e ioga têm uma crescente lista comprovada cientificamente de benefícios para a saúde e o bem-estar. Essas práticas antigas são uma maneira eficaz de aproveitar todo o seu ser. Todas elas efetivamente acalmam e regulam o cérebro e o sistema nervoso, mudando suas respostas ao estresse.

Incorpore as práticas de cuidado em sua rotina diária. Essas atividades de apoio tornam-se então habituais e ficam mais fáceis de manter. Como dizem nas demonstrações de segurança aos passageiros aéreos: "Coloque sua máscara de oxigênio antes de ajudar os outros".

Não sabote seu autocuidado emocional.

Evite vícios artificiais

Como apresentei anteriormente, as substâncias químicas cerebrais têm um efeito poderoso sobre nossos comportamentos. Elas evoluíram para nos motivar na busca de objetivos de sobrevivência e nosso corpo produz naturalmente pequenas quantidades dessas substâncias "da felicidade" para conseguir fazer trabalhos críticos. Esse fluxo se fecha rapidamente quando não é necessário. A felicidade não é um estado permanente, mas uma fonte de motivação a curto prazo.

Não vivemos mais em pequenos bandos tribais. Nossa sociedade civilizada moderna está sempre criando ambientes deturpados, nos quais perseguimos as recompensas das substâncias químicas da felicidade.

A abundância de alimentos processados com excesso de gordura, sal e açúcar é um exemplo perfeito. Evoluímos durante um período pré-agrícola de escassez de alimentos. Os alimentos com alto teor de açúcar eram raros, e seu conteúdo energético era acumulado e armazenado como gordura no corpo. Os alimentos processados com carboidratos que consumimos foram projetados especificamente para apelar para essa fraqueza evolutiva. Isso levou a pandemias mundiais de obesidade, doenças cardíacas e diabetes.

Da mesma forma, o acesso a vídeos pornográficos serve como apoio à masturbação compulsiva e à recompensa química de um orgasmo. Mesmo na ausência de um parceiro sexual disposto, somos livres para conjurar qualquer cenário de excitação que quisermos.

Os videogames e a realidade virtual nos permitem entrar em mundos imersivos que podemos controlar. Dentro deles, trabalhamos duro para atingir objetivos e ganhar recompensas. Um fluxo contínuo de dopamina e adrenalina cuidadosamente criado pelos designers de jogos nos mantém motivados a levar as coisas, literalmente, para o próximo nível.

Todos esses são comportamentos compulsivos, e muitos deles têm se mostrado difíceis de administrar ou parar. Mas todas essas atividades ao menos liberam neurotransmissores naturais produzidos pelo corpo.

O verdadeiro problema começa quando começamos a comer, beber, inalar ou injetar substâncias externas. Como você viu anteriormente no livro, as drogas sintéticas sobrepujam os circuitos de prazer do corpo – muitas vezes levando ao vício. Elas também amortecem a resposta do nosso cérebro – assim, as atividades normais não são mais agradáveis em e por si mesmas.

Minimize ou abandone o uso de drogas externas.

Não seja solitário

Para os mamíferos, a vida é um esporte de equipe. O isolamento de nossa tribo ou grupo geralmente significa uma morte rápida. Mas, mesmo entre os mamíferos, as pessoas levam o ser social a um extremo impressionante. Somos o mais social de todos os mamíferos por uma ampla margem. Somos indefesos ao nascer e dependemos de outros para aprender a navegar pelo mundo ao nosso redor.

Pressupomos que exista um mundo de regras sociais que funcionam o tempo todo, mesmo que ainda não as compreendamos. Temos críticos internos que impõem o cumprimento de nossas próprias normas e ideias sociais – e também as dos outros.

O isolamento nos faz sentir horríveis e nos deixa loucos. Apesar dos incríveis avanços no transporte e na comunicação, muitas pessoas em nossa sociedade moderna vivem cercadas por estranhos. Nós interagimos apenas de forma casual ou superficial. Vivemos uma crise de solidão e desespero, apesar de estarmos cada vez mais apertados no planeta.

Os efeitos de um forte apoio social têm sido bem documentados. A falta dele pode ter consequências desastrosas para nossa saúde, nosso bem-estar e nossa longevidade.

Ser primitivo significa ser social, encontrar atividades compartilhadas e grupos dos quais participar regularmente. Não importa quais sejam esses grupos. O que importa é sua interação regular e certo nível de conexão e história compartilhada.

Certifique-se de ter um apoio social contínuo.

Aprenda com os outros e ensine algo

Somos estudantes sociais em uma corrente que se estende até a pré-história. A necessidade de transmitir cultura nos transformou tanto em estudantes curiosos quanto em professores dispostos.

Se você estiver interessado em determinado assunto, procure alguém com quem aprender pessoalmente. Muitas vezes, esse processo de aprendizagem é o necessário para levá-lo ao mais alto nível de conhecimento em sua área de interesse escolhida. Ao passar algum tempo com um profissional habilidoso, você vai adquirir habilidades sutis. Você pode se beneficiar do discernimento que levou muitos anos ou gerações para que outros adquirissem.

Se você mesmo alcançou certa capacidade, considere se é hora de ensinar aos outros. Você provavelmente descobrirá que a recompensa de prestígio que recebe com tal atitude será bastante substancial. Muita boa vontade pessoal e social das pessoas em relação a você decorre de seu papel como mentor, professor ou modelo.

Aprenda. Faça. Ensine.

Capítulo 24
UM DESAFIO PESSOAL

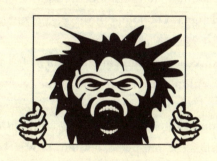

Boom: a tecnologia está acelerando tudo!

E a própria aceleração está acelerando. Ela está agindo menos como algo previsível e mais como um tornado desenfreado – transformando e reordenando de modo violento todos os aspectos da existência neste planeta. A vida diária foi essencialmente inalterada ao longo da vida de muitos de nossos ancestrais e até mesmo nos milênios que se seguiram. O mesmo não pode ser dito de nossa era.

Sinta a cadência desse acúmulo em seu próprio corpo: o fogo, a roda, as prensas de impressão, a energia a vapor, a eletricidade, os computadores e a ascensão de uma rede mundial que conecta instantaneamente todas as pessoas e sensores do planeta. O choque futuro está acontecendo e o momento seguinte já é ontem...

Apressados em direção a alguma inteligência global adaptável, autoconsciente e totalmente autônoma, conhecida como "a singularidade", somos impotentes no curso de nossas próprias vidas.

De modo involuntário, estes podem ser os últimos dias do homem comum. Se continuarmos como espécie, é muito provável que sejamos geneticamente modificados e melhorados para termos uma conexão direta a essa vasta matriz pulsante. Dilemas éticos em torno da própria definição do que significa ser uma pessoa abalarão muitas de nossas fundações profundamente estimadas. Quer dizer, se as máquinas decidirem nos manter por perto.

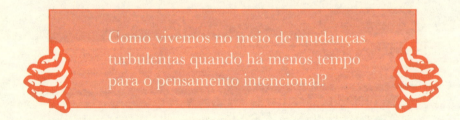

Como vivemos no meio de mudanças turbulentas quando há menos tempo para o pensamento intencional?

O que eu tentei apresentar a você neste livro é um cartão-postal do passado e uma foto do presente. É a minha oferta para ajudar a descrever o que os 8.000.000.000 de nós deste planeta compartilhamos e temos em comum.

Nossa natureza hipersocial está no âmago de nosso ser. Podemos realizar grandes coisas em grupos: saltos maravilhosos de imaginação e causas comuns. Ou, podemos nos aliar por diferenças triviais para subjugar e matar uns aos outros em uma escala terrível.

Para mim, a direção é clara. Devemos fortalecer o centro. Precisamos derramar nossa energia na comunidade, enquanto fortes forças centrípetas procuram nos separar. Isso requer dois compromissos conscientes.

> Apegue-se a tribos cada vez maiores.

Há círculos concêntricos de identidade, família, bairro, cidade, estado, nação, humanidade global, todos os seres vivos do planeta e o universo ao nosso redor. Se nos apegamos a uma tribo muito pequena, transformamos tudo e todos além desse limite em membros de um grupo externo. E vamos lutar agressivamente contra eles: nossa tribo está segura, portanto, que se lixem todos e tudo!

Esteja atento aos "líderes" que buscam dividir e prometem defender uma causa ignorando as necessidades alheias. Procurem, em vez disso, os universalistas – aqueles que lutam pela dignidade humana básica e tentam expandir os círculos de preocupação e de ação correta o mais amplamente possível.

A flexibilidade para aceitar tribos maiores é difícil, já que grande parte do nosso aprendizado cultural aconteceu durante os anos da infância formativa. Como qualquer outra coisa que valha a pena, essa expansividade deliberada requer uma prática regular. Fique à vontade para se sentir desconfortável. Um compromisso implacável de ver a perspectiva de diferentes "outros" vai expandi-lo e desafiá-lo, mas também abrirá seu coração e produzirá conexão e compreensão.

> Esforce-se para ser maior do que a soma de suas partes.

282 | A MENTIRA DA RACIONALIDADE

Sim, somos irracionais, e sim, tomamos atalhos evolutivos que nem sempre nos fazem bem. Mas também temos emoções e intuições maravilhosamente sofisticadas. Somos muito mais do que uma coleção de tendências e predisposições. Em vez de um frio desapego clínico e de um pensamento "racional", precisamos abraçar nosso eu inteiro e completo. Através da desaceleração e do sentimento profundo na essência das coisas, podemos realmente unificar a mente, o corpo e o espírito. Essa é a melhor maneira de servir a nós mesmos e a todos os outros.

> *"Invocamos as energias do Interior: o princípio da totalidade, a energia e o espírito do misterioso. A cor dessa energia é o ouro. Recebemos os dons de equilíbrio, unicidade e a conexão com todas as coisas, pois todas as coisas são uma só e todas as coisas estão relacionadas. O animal do Interior é o ser humano. O desejo é de serenidade e a emoção é de humildade. Acolhemos as energias e o espírito do Interior. Aho!"*
>
> — Adaptado, com muito amor, da cerimônia "Acolhimento das direções" do Projeto Humanidade – mkpusa.org.

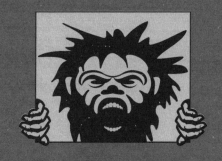

SOBRE O AUTOR

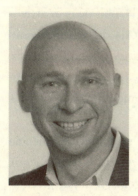

Tim Ash é autoridade em psicologia evolucionista e marketing digital. É um dos mais reconhecidos palestrantes internacionais e autor best-seller com *A mentira da racionalidade* (2022) e *Otimização da página de entrada* (2008), que juntos já contam com mais de 50.000 cópias vendidas no mundo todo e foram traduzidos em sete idiomas.

O autor foi mencionado pela *Forbes* como top 10 especialista em marketing on-line e pela *Entrepreneur Magazine* como "influenciador de marketing digital a ser observado".

Tim é palestrante e apresentador com excelentes avaliações em mais de duzentos eventos em quatro continentes, e foi convidado a retornar como orador principal em dezenas de eventos por causa da fantástica resposta do público. Tim brilha em palcos enormes com mais de 12.000 participantes, bem como em reuniões fechadas para grupos de executivos. Também oferece palestras dinâmicas, workshops e serviços de treinamento corporativo (tanto pessoalmente como virtualmente). Tim também trabalha como assessor de marketing on-line com executivos seniores.

286 | A MENTIRA DA RACIONALIDADE

Durante dezenove anos, foi cofundador e CEO da SiteTuners – uma agência de otimização digital estratégica, e desenvolveu profunda experiência em design centrado no usuário, persuasão, compreensão do comportamento do consumidor, neuromarketing e testes de *landing page*. Em meados dos anos 1990, tornou-se um dos primeiros pioneiros na disciplina de otimização da taxa de conversão de websites (CRO).

Tim ajudou várias marcas importantes a desenvolver iniciativas bem-sucedidas de marketing na web, gerando mais de 1.200.000.000 dólares em receita para seus clientes. Empresas como Google, Expedia, eHarmony, Facebook, American Express, Canon, Nestlé, Symantec, Intuit, Humana, Siemens e Cisco se beneficiaram de sua profunda compreensão e perspectiva inovadora.

Ele foi presidente fundador da série de eventos internacionais Digital Growth Unleashed, que já realizou mais de trinta conferências nos Estados Unidos e na Europa desde 2010. Desde 1995, é autor de mais de cem artigos publicados. Tim também foi a voz on-line para melhoria de websites como apresentador anfitrião do *podcast Landing Page Optimization* (em português, Otimização de *landing page*) no WebmasterRadio.fm, que hoje conta com mais de 130 episódios gravados de entrevistas com os melhores especialistas em marketing on-line.

Tim tem bacharelado duplo em Engenharia de Computação e Ciência Cognitiva pela Universidade da Califórnia, em San Diego (U. C. San Diego), onde estudou com uma bolsa de estudos da U.C. Regents, a maior premiação acadêmica do sistema da U.C.. Ele permaneceu na U.C. San Diego para um doutorado focado em aprendizagem de máquinas e inteligência artificial. Embora nunca tenha defendido sua tese, completou os requisitos acadêmicos e concluiu seu mestrado em Ciência da Computação nessa jornada.

Nascido na Rússia, Tim reside há muitos anos em San Diego, onde vive com sua esposa e dois filhos a uma curta caminhada do oceano Pacífico. Foi esgrimista e Atleta do Mês na U.C. San Diego e é instrutor de artes marciais certificado em tai chi chuan. É poeta, pintor e fotógrafo ávido, especializado em viagens e obras figurativas.

MAIS COISAS BOAS

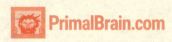

Visite **PrimalBrain.com** para obter informações adicionais sobre:

- Este livro e os próximos livros da série;
- Recursos adicionais e leituras recomendadas;
- Informações do clube de leitura;
- Edições especiais do livro para seu evento ou organização;
- Contato com Tim em relação a entrevistas, podcasts e eventos relacionados aos livros.

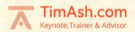

Visite **TimAsh.com** para obter informações adicionais sobre:

- Contar com Tim como palestrante principal em seu evento presencial ou virtual;
- Obter uma revisão especializada de seu website para melhorar a eficácia da página;
- Treinamento de marketing digital presencial ou virtual para sua equipe;
- Desenvolver uma estratégia digital para sua empresa;
- Suporte consultivo de marketing digital para executivos seniores.

Por favor, avalie o livro e espalhe a palavra a outros!

Este livro foi impresso pela Loyola
em papel pólen bold 70 g/m² em julho de 2022.